Emotionen, Lernen und Gedächtnis im Lebensalltag

Psychophysiologie in Labor und Feld

Herausgegeben von Michael Myrtek und Jochen Fahrenberg

Band 16

PETER LANG
Frankfurt am Main · Berlin · Bern · Bruxelles · New York · Oxford · Wien

Simone N. Löffler / Martin Peper

Emotionen, Lernen und Gedächtnis im Lebensalltag

Interaktives psychophysiologisches Monitoring in Labor und Feld

PETER LANG
Internationaler Verlag der Wissenschaften

Bibliografische Information der Deutschen Nationalbibliothek
Die Deutsche Nationalbibliothek verzeichnet diese Publikation in der Deutschen Nationalbibliografie; detaillierte bibliografische Daten sind im Internet über http://dnb.d-nb.de abrufbar.

Abbildung auf dem Umschlag:
Stilisierter Proband mit abgeleiteten Biosignalen:
EEG, EOG und EKG.

Abdruck mit freundlicher Genehmigung
von PD Dr. Christoph Klein.

Gedruckt auf alterungsbeständigem,
säurefreiem Papier.

ISSN 1430-8169
ISBN 978-3-631-61786-1

www.peterlang.de

INHALT

VORWORT

Eine zentrale Aufgabe der Psychologie ist es, menschliches Erleben und Verhalten nicht ausschließlich im Labor, sondern auch unter den Feldbedingungen des Alltags zu erfassen. Im Unterschied zu den routinemäßigen Anwendungen in der Medizin ("ambulantes Monitoring") weisen von den aktuellen Arbeiten zum Ambulanten Assessment nur etwa fünf Prozent primär psychologische Zielsetzungen auf. Die Technologien zur Erfassung von Reaktionen im Feld konnten inzwischen zwar entscheidend weiter entwickelt werden, in Forschung und Praxis der Psychologie scheint sich dies jedoch bislang nicht wesentlich niedergeschlagen zu haben.

Der vorliegende Band beschäftigt sich mit Emotionen, Lernen und Gedächtnis im Lebensalltag, wobei Veränderungen von Lern- und Gedächtnisleistungen in Abhängigkeit von der emotionalen Wertigkeit der Lernsituation und des Lernmaterials geprüft wurde. Es handelt sich um die letzte einer Serie von Arbeiten zum ambulanten pychophysiologischen Assessment und Monitoring, welche in der ehemaligen Forschungsgruppe Psychophysiologie der Universität Freiburg durchgeführt wurde.

Hierzu wurde das Freiburger Monitoring System (FMS; Myrtek, Foerster & Brügner, 2001) eingesetzt. Dieses zuverlässige und anhand großer Vergleichsgruppen validierte Instrument erlaubt es, psychophysiologische Aktivierungszustände, Verhaltensänderungen und subjektives Befinden im Alltagsleben zu erfassen. Auf der Grundlage dieser Methodik wurde ein neuer Ansatz realisiert – das interaktive Assessment von Lern- und Gedächtnisfunktionen als kombinierte physiologische und behaviorale Registrierung mit aktivierungsabhängiger Reizdarbietung und digitaler Aufzeichnung der Verhaltensreaktionen im Feld.

Die Ergebnisse zeigen, dass auch unter natürlichen Untersuchungsbedingungen einerseits hypothesenkonforme Lerndefizite in negativ getönten Situationen sowie andererseits förderliche Auswirkungen positiver Lernkontexte nachgewiesen werden können. Stimmungskongruentes Lernen konnte vor allem dann gezeigt werden, wenn die Intensität der physiologischen Aktivierung zum Lernzeitpunkt berücksichtigt wurde. Diese Stimmungskongruenzeffekte waren in der Gruppe der Frauen stärker ausgeprägt. Ausgewählte soziale Beanspruchungssituationen waren jedoch nicht mit den erwarteten markanten Effekten verbunden. Auch im Alltag kann demnach unter bestimmten situativen Bedingungen mit einer hypothesenkonformen emotionalen Modulation von Lern- und Gedächtnisleistungen gerechnet werden. Die Effektstärken des stimmungskongruenten Lernens weisen auf die prinzipielle Replizierbarkeit in bestimmten Kontexten hin.

Die Anwendung der Freiburger FMS-Technologie auf eine wichtige Fragestellung der Allgemeinen und Biopsychologie kann als Forschungsansatz mit einem hohen Originalitätsgrad und Neuheitswert gelten, jedoch wird der zur Zeit noch hohe versuchspraktische Aufwand deutlich. Es ist zu hoffen, dass durch die Miniaturisierung der Technik und durch den Einsatz alltagstauglicher Versuchsprotokolle in Zukunft weitere Fortschritte bei der multivariaten Erfassung somatischer, behavioraler und kognitiver Variablen im Alltagsleben erzielt werden können.

Freiburg, im Oktober 2010 J. Fahrenberg, M. Myrtek, M. Peper

DANKSAGUNG

Der überwiegende Teil der Erkenntnisse zur emotionalen Beeinflussung von Lern- und Gedächtnisprozessen, insbesondere zum stimmungskongruenten Lernen, stützt sich auf Laborexperimente. Im Unterschied zum Laborsetting handelt es sich bei den alltäglichen Lebensumständen bekanntlich um wesentlich komplexere und mehrdeutigere Situationen. Diese weisen in der Regel eine höhere persönliche Relevanz als Laborbedingungen auf. Aus diesen und anderen Gründen sind die vielzitierten Befunde aus dem psychologischen Labor nicht unmittelbar auf tatsächliche Lebenssituationen übertragbar. Für die Prüfung der Generalisierbarkeit der oft berichteten Laborbefunde zur wechselseitigen Beeinflussung von Emotionen, Lernen und Gedächtnis werden neue methodische Ansätze benötigt.

Die vorliegende Arbeit untersucht erstmalig die unterschiedlichen Effekte von emotionalem Befinden, psychophysiologischer Aktivierung und Merkmalen des Lernmaterials auf deklarative Lern- und Gedächtnisleistungen unter realen Lebensbedingungen. Hierzu wurden psychophysiologische Beanspruchungsreaktionen im Alltag mit den Methoden des Freiburger Monitoring Systems (FMS) erfasst, welches in der Forschungsgruppe Psychophysiologie, Psychologisches Institut der Universität Freiburg, entwickelt wurde (Myrtek, Foerster & Brügner, 2001).

Die Untersuchung baut auf den langjährigen Vorerfahrungen der ehemaligen Forschungsgruppe (Prof. Dr. Jochen Fahrenberg, Prof. Dr. Michael Myrtek), u.a. zur multivariaten Aktivierungsforschung und dem psychophysiologischen Monitoring auf. Das FMS wurde während der Interimszeit (Professurvertretung: Prof. Dr. Dr. Martin Peper) mit dem Ziel weiterentwickelt, eine durch psychophysiologische Aktivierungszustände im Lebensalltag gesteuerte Erfassung von psychologischen Leistungsmaßen zu realisieren. Mit diesem modifizierten Messsystem konnten insgesamt 120 Personen in Alltagssituationen sowie in definierten Beanspruchungssituationen in Labor und Feld untersucht werden.

Die komplexe Mess- und Versuchsanordnung hätte ohne die Mitwirkung der folgenden Kolleginnen und Kollegen nicht realisiert werden können. Unser besonderer Dank gilt Prof. Dr. Jochen Fahrenberg und Prof. Dr. Michael Myrtek für ihre kontinuierliche Unterstützung und Beratung sowie Dipl.-Phys. Mike Braner für den technischen Support. Eleonore Brudasca und Gertrud Jansen halfen bei der Probandenrekrutierung, Datenerhebung und Primärauswertung.

Dipl.-Phys. Paul Hüttner verdanken wir die Anpassung des MONITOR-Programms. Die Cortisolproben wurden von Prof. Dr. Dr. Jürgen Hennig, Universität Gießen, analysiert. Einer der Datensätze wurde unter Mitarbeit von Dipl.-Psych. Simone Mosch erstellt. Schließlich möchten wir auch denjenigen Personen, die sich als Studienteilnehmer zur Verfügung gestellt haben, unseren Dank aussprechen.

Freiburg, im November 2010 Die Autoren

1 Emotion, Lernen und Gedächtnis

Sowohl im Humanbereich als auch in der tierexperimentellen Forschung belegen zahlreiche Studien modulierende Einflüsse emotionaler Beanspruchungsreaktionen auf das Gedächtnis (z.B. Andreano & Cahill, 2006; Sandi & Pinelo-Nava, 2007). Die traditionellen kognitiven Theorien fokussieren hierbei zumeist auf die Einflüsse der emotionalen Valenz der Lernsituation und des Lernmaterials sowie deren Wechselwirkung auf die Gedächtnisleistung. Während positive Stimmungszustände sich in der Regel förderlich auf die kognitive Leistungsfähigkeit auszuwirken sollen, so ist unter dem Einfluss von negativen Affekten eher mit Beeinträchtigungen zu rechnen (Bryan, Mathur & Sullivan, 1996; Lee & Sternthal, 1999; Leight & Ellis, 1981).

Der evolutionäre Vorteil des Erinnerns aversiver Stimuli einschließlich deren erfolgreichen Bewältigung ist offensichtlich (Sandi & Pinelo-Nava, 2007). Es wäre ebenfalls wenig effektiv, wenn Erinnerungsspuren von trivialen Begebenheiten genauso stark ausgeprägt wären wie diejenigen von emotional bedeutsamen Ereignissen (z.B. Cahill & McGaugh, 1996).

Die bevorzugte Aufmerksamkeitszuwendung und Encodierung von Informationen, die hinsichtlich ihrer Valenz mit der aktuellen Stimmungslage übereinstimmen, wird als Stimmungskongruenz bezeichnet (Kaufman, 1994). Stimmungsabhängiges Lernen beschreibt das Phänomen, dass Informationen, die in einer spezifischen Stimmung encodiert wurden, leichter abrufbar sind, wenn sich die Person beim Abruf in derselben Stimmung befindet wie beim Lernen (Kaufman, 1994).

Eine relativ neue Forschungsstrategie zur Analyse derjenigen physiologischen Prozesse, die mit emotinalen und kognitiven Verarbeitungsmechanismen assoziiert sind, stellt die funktionelle Bildgebung dar. Auch in den Affektiven Neurowissenschaften wird diese Methode immer häufiger eingesetzt (vgl. Murphy, Nimmo-Smith & Lawrence 2003). Dieser Forschungsansatz erlaubt die Spezifierung neurophysiologischer Korrelate emotionaler Prozesse und ermöglicht, in Kombination mit neuroendokrinologischen Studien, die Präzisierung der Verarbeitungsmechanismen während der emotionalen Modulation des Gedächtnisses.

Inzwischen weisen zahlreiche Befunde auf eine Assoziation zwischen der Intensität emotionaler Aktivierung und der Gedächtnisleistung hin (z.B. Abercrombie, Kalin, Thurow, Rosenkranz & Davidson, 2003). Auf der Grundlage spezifischer Rezeptoreigenschaften im Hippocampus – einer Hirnstruktur, die zentrale Bedeutung für die langfristige Speicherung von Gedächtnisinhalten hat – wird meist eine parabolische Beziehung zwischen der Intensität der emotionalen Aktivierung zum Lernzeitpunkt und der Gedächtnisleistung postuliert (Lupien & McEwen, 1997).

Die emotionale Modulation des Gedächtnisses wird jedoch durch eine Reihe weiterer Einflussfaktoren, wie Dauer der emotionalen Aktivierung, Lernmotivation sowie Geschlechtseffekte beeinflusst (Sandi & Pinelo-Nava, 2007; Smeets, Giesbrecht, Jelicic & Merckelbach, 2007). Auch hinsichtlich des stimmungskongruenten Lernens zeichnet sich in den letzten Jahren eine Wende von den traditionellen kognitiven Theorien hin zu neurokognitiv-neuroendokrinologisch geprägten Modellen ab (siehe hierzu Abschnitte 1.2.2 und 1.4.3).

Die Ergebnislage aller dieser Forschungsrichtungen ist jedoch nach wie vor extrem heterogen. Bei der überwiegenden Mehrheit der Resultate handelt es sich um Laborbefunde, deren Übertragbarkeit auf den natürlichen Lebenskontext bislang nicht oder nicht systematisch geprüft wurde (vgl. Dickerson & Kemeny, 2004; Rusting, 1999).

Die wichtigste Zielsetzung dieser Arbeit liegt daher in der multimodalen Erfassung natürlicher emotionaler Beanspruchungsreaktionen und der Untersuchung der emotionalen Modulation von Gedächtnisprozessen in realen Alltagsituationen. Mit Hilfe des hier gewählten Untersuchungsansatzes soll ein Beitrag zur Beantwortung der offenen Frage geleistet werden, inwiefern die vielzitierten Laborbefunden zur Interaktion von Emotion und Gedächtnis auf reale Lebenssituationen übertragen werden können.

Die zentrale Bedeutung eines solchen Ansatzes für viele angewandte Bereiche der Psychologie – zum Beispiel zur Verzerrung von Augenzeugenberichten im forensischen Kontext oder zur Entstehung psychischer Störungen durch selektives Behalten von Informationen – liegt auf der Hand.

1.1 Emotion und Gedächtnis

1.1.1 Emotion als mehrdimensionales Konstrukt

Auf Expertenebene besteht bezüglich einer allgemeingültigen Definition des Emotionsbegriffs noch immer Uneinigkeit. Die meisten Autoren gehen von der klassischen Reaktionstriade bestehend aus physiologischem Arousal, Ausdrucksverhalten und subjektivem Gefühl aus (zusammenfassend siehe Peper, 2007). Scherer (1993) definiert „Emotion" als eine Episode temporärer Synchronisation aller wichtigen Subsysteme organismischer Funktionsfähigkeit in Reaktion auf die Evaluation externer oder interner Stimuli in ihrer Relevanz für zentrale Bedürfnisse des Organismus. Demnach können fünf Komponenten bzw. Subsysteme identifiziert werden: Kognition, physiologische Regulation, Motivation, Ausdrucksverhalten und Gefühl. Die Synchronisation dieser Subsysteme erfordert die Mobilisation wichtiger organismischer Ressourcen und ermöglicht die aktive Reaktion auf ein bedeutsames Ereignis, die Veränderung des internalen Zustands und die Adaptation. Eine emotionale Episode beginnt mit der Synchronisation und endet mit der Rückkehr zur unabhängigen Funktionsweise der Subsysteme.

Nach Ekman (1999) besteht die wichtigste Funktion einer Emotion darin, den Organismus auf schnellen, angemessenen Umgang in zwischenmenschlichen Interaktionen vorzubereiten. Spezifische Reaktionen werden sowohl aufgrund evolutionsgeschichtlicher Gesichtspunkte als auch in Bezug auf die individuelle Lebensgeschichte als adaptiv bewertet. Emotionen unterscheiden sich durch charakteristische Merkmale von anderen Befindlichkeitszuständen (z.B. Stimmungen). So werden Stimmungen (in Abgrenzung zu Emotionen) als subjektive Erlebnisweisen von geringerer Intensität, aber längerer Dauer, definiert (Ekman, 1992).

Allen Emotionen sind die folgenden Charakteristika gemeinsam: schneller Beginn, kurze Dauer, unbeabsichtigtes Auftreten, automatische Bewertung und Kohärenz der emotionalen Reaktionen (Ekman, 1992, 1999). Ekman (1999) grenzt einzelne Emotionen aufgrund folgender Eigenschaften voneinander ab: vorhergehende Ereignisse, emotionsspezifische physiologische Reaktionen, unterschiedliche subjektive Erfahrung und spezifisches Ausdrucksverhalten.

Neben kategorialen emotionspsychologischen Ansätzen existieren auch dimensionale Systeme zur Beschreibung von Emotionen. Zielsetzung des Dimensionsansatzes ist es, relevante, jedoch nicht-redundante emotionale Dimensionen zu bestimmen. Als wichtigste Dimensionen gelten die emotionale Valenz und die Aktiviertheit (vgl. Peper & Irle, 1997; Russell, 1980; Scherer, 2000).

Aus der Vielfalt möglicher Emotionszustände sind die Klasse der emotionalen Beanspruchungszustände („Stress") und deren psychophysiologische Korrelate besonders ausführlich untersucht worden (zur Übersicht siehe z.B. Schwarzer, 2000). Aus der Vielzahl der Befunde ist im vorliegenden Zusammenhang die Bedeutung der Hypothalamus-Hypophysen-Nebennierenrinden-Achse (HPA-Achse) kurz einleitend hervorzuheben.

In emotionalen Beanspruchungssituationen spielt die HPA-Achse eine zentrale Rolle: das Corticotropin-Releasing-Hormon (CRH), sezerniert durch den Hypothalamus, löst die Ausschüttung von Adrenocorticotropin (ACTH) in der Hypophyse aus, was wiederum die Produktion und Sekretion von Glucocorticoiden durch die Nebennierenrinde stimuliert. Diese gelangen in den Blutkreislauf und wirken sowohl auf peripherer als auch auf zentralnervöser Ebene. Glucocorticoide spielen bei der erfolgreichen Bewältigung starker Stressoren eine bedeutende Rolle, da sie zum Beispiel den kardiovaskulären Tonus erhöhen, gespeicherte Energie freisetzen, und anabolische Reaktionen wie Wachstum, Zellregeneration und Reproduktion unterdrücken.

Corticosteroid-Rezeptoren wurden sowohl im Hippocampus als auch im Frontallappen nachgewiesen. Diese beiden corticalen Strukturen wirken inhibierend auf die HPA-Achse ein. Diese negativen Feedback-Schleifen sind für die Reduktion zirkulierender Corticosteroide nach Beendigung einer Stressexposition verantwortlich (Lupien & Lepage, 2001; Sapolsky, 2003). Während die Glucocorticoidausschüttung mit einer Latenzzeit von einigen Minuten nach Stressexposition erfolgt, wird über das sympathische Nervensystem innerhalb weniger Sekunden die Ausschüttung der Catecholamine Adrenalin und Noradrenalin hervorgerufen. Diese Ausschüttung sorgt unter anderem für die Bereitstellung von Glucose und die Aktivierung des Kreislaufs (Lupien & Lepage, 2001; McEwen & Sapolsky, 1995).

In einem Großteil der Studien wurden emotionale Beanspruchungszustände über die Glucocorticoidausschüttung (d.h. Corticosteron in der tierexperimentellen Forschung und Cortisol im Humanbereich) operationalisiert. Die Auswirkungen psychologischer Stressoren auf endokrinologischer Ebene können jedoch sehr heterogen sein: In vielen Studien zeigten sich keine Cortisolveränderungen in Reaktion auf eine Stressexposition (Dickerson & Kemeny, 2004).

Aktivierungsprozesse des sympathischen Nervensystems sind auch über die Catecholaminausschüttung und über die Registrierung von Herzfrequenz und Blutdruck nachweisbar (Lupien & Lepage, 2001). Die elektrodermale Aktivität stellt ein weiteres, häufig verwendetes Biosignal zur Erfassung der sympathischen Korrelate emotionaler Prozesse dar.

1.1.2 Gedächtnissysteme

Das Gedächtnis lässt sich bekanntlich unterteilen in den sensorischen Speicher, das Arbeitsgedächtnis und das Langzeitgedächtnis. Sensorische Informationen gelangen zunächst in den sensorischen Speicher, wo sie für sehr kurze Zeit (einige Zehntelsekunden) gehalten werden können. Ein Bruchteil dieser eingegangenen Information wird in das Arbeitsgedächtnis überführt, was eine zeitliche Speicherkapazität von bis zu wenigen Minuten besitzt. Damit eine dauerhafte Speicherung erreicht werden kann, sind Konsolidierungsprozesse notwendig, wodurch die Information vom Arbeitsgedächtnis ins Langzeitgedächtnis übertragen wird (z.B. Atkinson & Shiffrin, 1968; Baddeley et al., 2010; Thompson, 2001).

Die Transformation in überdauernde Langzeitspeicher wird in mehreren Stufen vollzogen, welche den Prozess der Langzeitpotenzierung (LTP), also eine langandauernde Verbesserung der synaptischen Übertragung, involvieren. LTP manifestiert sich in einer frühen Phase (über mehrere Stunden hinweg), in der die Übertragungseigenschaften der Synapsen verändert werden. Eine späte Phase kann über sehr lange Zeiträume andauern, wobei es zu strukturellen Veränderungen kommt (z.B. Kandel, Schwartz & Jessell, 2000).

Es werden zwei Formen des Langzeitgedächtnis unterschieden: das nicht-deklarative oder implizite Gedächtnis und das deklarative oder explizite Gedächtnis. Deklarative Gedächtnisprozesse werden wiederum in das episodische und das semantische Gedächtnis eingeteilt; ersteres bezieht sich auf das Erinnern von Ereignissen und persönlichen Erfahrungen, während letzteres als Faktenwissen definiert ist (z.B. Kandel, Schwartz & Jessell, 2000; Thompson, 2001).

Explizite Gedächtnisinformationen werden demnach in den uni- und polymodalen neocorticalen Assoziationsarealen verarbeitet. Diese Assoziationsareale synthetisieren visuelle, auditorische und somatische Informationen. Anschließend werden die Gedächtnisinhalte zu den parahippocampalen und perirhinalen Cortices übermittelt. Von dort gelangt die Information über den entorhinalen Cortex zum Gyrus dentatus, welcher zum Hippocampus projiziert, der die Information zum Subiculum übermittelt. Von dort aus wird der soeben skizzierte Weg über den entorhinalen Cortex bis zu den Assoziationscortices rückwärts durchlaufen.

Das hippocampale System vermittelt folglich die ersten Schritte einer dauerhaften Gedächtnisspeicherung, in der LTP eine wichtige Rolle spielt. Dagegen stellen neocorticale Areale höchstwahrscheinlich die endgültigen Speicherorte expliziter Gedächtnisinhalte dar (z.B. Kandel, Schwartz & Jessell, 2000).

1.2 Kognitive Theorien zur emotionalen Modulation von Gedächtnisprozessen

1.2.1 Effekte der emotionalen Valenz der Lernsituation

Positive Lernkontexte wirken sich in der Regel förderlich auf die kognitive Leistungsfähigkeit aus. So konnten Bryan, Mathur und Sullivan (1996) eine gesteigerte Performanz in unterschiedlichen Lernaufgaben belegen. Fiedler und Stroehm (1986) fanden in positiven Stimmungslagen bessere freie Reproduktionsleistungen. Lee und Sternthal (1999) wiesen in vier Experimenten bessere Lernleistungen in Folge von geeigneten Clustering-Strategien (d.h. Kategorienbildung) unter positiver Stimmung nach. Andererseits existieren auch Belege für eine äquivalente Gedächtnisperformanz bei negativem und positivem Affekt, trotz verstärktem Clustering unter positiver Stimmung (vgl. Bless, Hamilton & Mackie, 1992).

Für negativen Affekt ist die Datenlage heterogener; so wird sowohl eine Förderung als auch eine Beeinträchtigung der sorgfältigen Elaboration berichtet. Leight und Ellis (1981) fanden schlechtere Gedächtnisleistungen unter depressiver Stimmung, wobei eine herabgesetzte Lernmotivation, verminderte kognitive Ressourcenaufwendung und reduzierte aufgabenrelevante Verarbeitungskapazität auffiel – geeignete Lernstrategien konnte offenbar nicht mehr effizient genutzt werden. In einer Studie von Lewis und Williams (1989) ergab sich kein bedeutsamer Einfluss der durch Hypnose induzierten Stimmung auf die Gesamtanzahl korrekt reproduzierter Wörter. Kenealy (1997) konnte ebenfalls keine Beeinträchtigung in der Lernleistung bei Probanden in depressiver Stimmungslage nachweisen.

Zahlreiche Belege sprechen für eine Assoziation verschiedener Emotionen mit speziellen Problemlösestrategien. So soll Freude Aufmerksamkeits- und Encodierungsprozesse für ein breites Spektrum eingehender Information fördern, während negative Emotionen eher eine Fokussierung auf spezifische Aspekte problematischer Situationen zur Folge haben können (Levine & Burgess, 1997). Dieser Befund stützt eine These von Seta, Hayes und Seta (1994), die besagt, dass Probanden in negativer Stimmung, im Vergleich zu Probanden in positiver Stimmung, während der Stimulus-Encodierung weniger vulnerabel für Distraktoren seien.

Storbeck und Clore (2005) fanden für negative Stimmungszustände im Vergleich zu positivem Affekt reduzierte „false-memory"-Effekte. Ein vermindertes fälschliches Wiedererkennen steht im Einklang mit den Ergebnissen von Levine und Burgess (1997). Die Assoziation verschiedener Emotionen mit speziellen Problemlösestrategien könnte eine Erklärung für die heterogene Befundlage liefern: Je nach Informationsgehalt des zu behaltenden Materials könnte sich die emotionale Valenz der Lernsituation förderlich oder beeinträchtigend auf die Gedächtnisleistungen auswirken.

1.2.2 Stimmungsabhängigkeit und Stimmungskongruenz

1.2.2.1 Semantische Netzwerktheorien

Zur Erklärung von Stimmungsabhängigkeit und Stimmungskongruenz werden in der Regel die semantischen Netzwerktheorien sowie neuere Modifizierungen oder Erweiterungen dieses Ansatzes herangezogen (vgl. Bower & Forgas, 2000; Kaufman, 1994). Hier ist das Gedächtnis als assoziatives Netzwerk semantischer Konzepte und Schemata konzipiert. Ein Ereignis ist durch eine Gruppe beschreibender Propositionen repräsentiert. Im Netzwerk werden diese durch Generierung von neuen und Festigung von bestehenden assoziativen Verbindungen verankert. Der zugrundeliegende Prozess ist hierbei die Aktivierung der Propositionen. Jede Emotion wird als spezifische Einheit angesehen. Um diese Emotionseinheit gruppieren sich die mit der Emotion assoziierten vegetativen Reaktionen, expressiven Verhaltensweisen, evokativen Situationen und verbalen Bezeichnungen. Desweiteren ist jede Emotion mit Propositionen verknüpft, die die Lebensereignisse beschreiben, in denen die spezifische Emotion aufgetreten war. Die Emotionseinheiten können durch physiologische, symbolische oder verbale Stimuli aktiviert werden. Die Aktivierung einer Emotionseinheit oberhalb einer bestimmten Schwelle führt zur Aktivierungsausbreitung über die Gedächtnisstrukturen hinweg, mit der die spezifische Einheit verbunden ist und bewirkt so eine unterschwellige Aktivierung dieser Strukturen (Bower, 1981).

Nach Bower (1981) können mit Hilfe der Netzwerktheorie die Effekte des stimmungsabhängigen Lernens folgendermaßen erklärt werden: Während der Lernphase bilden sich Assoziationen zwischen den zu lernenden Stimuli und der Einheit, die den Lernkontext repräsentiert sowie der Emotionseinheit, die in der Lernsituation aktiviert wurde. Wenn die Person zu einem späteren Zeitpunkt die Stimuli abrufen soll, welche sie in dem entsprechenden Kontext gelernt hatte, wird im Gedächtnis die passende Kontext-Einheit aktiviert; diese Aktivierung breitet sich innerhalb des Netzwerks aus, während die Person nach relevanten Items sucht. Wenn sich die Person nun während der Abrufphase im gleichen emotionalen Zustand befindet wie während des Lernens, breitet sich die Aktivierung von der entsprechenden Emotionseinheit ausgehend, entlang der assoziativen Verbindungen, zum Ziel-Item hin aus und summiert sich dort mit der über die Kontexteinheit ausgelösten Aktivierung auf.

Effekte stimmungskongruenten Lernens sind mit Hilfe der semantischen Netzwerktheorie wesentlich schwieriger zu erklären. Es wird davon ausgegangen, dass sich die Stimmung während des Lernens förderlich auf die Aktivierung stimmungskongruenter Assoziationen auswirkt (Kaufman, 1994).

Ein Kritikpunkt an der Netzwerktheorie stellt die Vernachlässigung von motivationalen Aspekten (wie Stimmungsregulation bei negativer Stimmung) und von Einflüssen aufgrund bestimmter Persönlichkeitsvariablen dar (Rusting & DeHart, 2000). Auf der Basis der semantischen Netzwerktheorie sind stimmungsinkongruente Lerneffekte (bzw. individuelle Unterschiede in der Motivation oder Fähigkeit stimmungskongruente bzw. stimmungsinkongruente Gedanken oder Erinnerungen zu generieren) nicht erklärbar (Smith & Petty, 1995).

Eine alternative Erklärungsmöglichkeit stimmungskongruenten Lernens basiert auf der Annahme, dass Menschen zur Aufrechterhaltung ihrer momentanen Stimmung absichtlich auf stimmungskongruente Informationen fokussieren und diese tiefergehender elaborieren als inkongruente Information, die die entsprechende Stimmung abschwächen würde. Nach Rinck, Glowalla und Schneider (1992) scheint diese Erklärung, zumindest im Kontext von Laborexperimenten, in denen häufig implizit oder sogar explizit die Erwartung an den Probanden herangetragen wird, die induzierte Stimmung aufrechtzuerhalten, die plausiblere zu sein.

1.2.2.1 Befunde zum Stimmungsabhängigen Lernen

Ein Befund von Henry, Weingartner und Murphy (1973) soll laut Bower (1981) als eindeutiges Beispiel für stimmungsabhängiges Lernen interpretiert werden können: Bipolare Patienten erhielten über einen Zeitraum von einigen Monaten hinweg wiederholt die Aufgabe, zu zwei vorgegebenen Wörtern 20 Assoziationen zu bilden. Jeweils vier Tage später sollten die generierten Assoziationen reproduziert werden. Je größer die zwischenzeitlichen Zustandsänderungen (von manischen zu depressiven Phasen oder umgekehrt) ausfielen, desto weniger assoziative Wörter wurden korrekt erinnert. Auch Leight und Ellis (1981) gelang der Nachweis eines stimmungsabhängigen Lerneffektes in einer Wiedererkennungsaufgabe, jedoch zeigte sich der Effekt für eine Reproduktionsaufgabe nicht.

Nach Ucros (1989) beschreiben die vorhandenen Übersichtsartikel zum stimmungsabhängigen Lernen eine sehr heterogene Datenlage: einigen Autoren gelang es den Effekt zu bestätigen, vielen jedoch nicht. Stimmungsabhängiges Lernen wurde demnach eher für positive Stimmungszustände nachgewiesen. Die größten Effektstärken ergaben sich offensichtlich in Studien, die folgende Bedingungen erfüllten:

- reale Lebensereignisse als zu erinnernde Informationen,
- kontrastierender Vergleich der Stimmungszustände (ohne neutrale Kontrollbedingung),
- Betrachtung von Stimmungszuständen, die über einen längeren Zeitraum hinweg anhielten,
- Stimmungszustände mit Bezügen zum Lernmaterial und hoher Lebensnähe,
- Probanden, die keine Studierende waren bzw. für ihre Teilnahme ein Honorar erhielten.

Stimmungsabhängiges Lernen wird offenbar eher dann nachgewiesen, wenn die Person bei der Generierung der Zielitems selbst aktiv beteiligt ist, als wenn sie versucht, vorgegebene Wortlisten zu erinnern (Eich, 1995). Die freie Reproduktion kann als sensitiver für stimmungsabhängige Lerneffekte angesehen werden als Priming-Aufgaben. Wichtige Voraussetzung scheinen intensive und zeitlich stabile Stimmungen zu sein, ebenso gilt die Intensität des durch das Material hervorgerufene Arousal als wesentlich (Eich, 1995).

Nach Lewis und Williams (1989) handelt es sich bei stimmungsabhängigem Lernen um einen sehr fragilen Laborbefund: so sei es Bower (1981) selbst nicht gelungen, seine eigenen Befunde zu replizieren. Die vorhandenen Effekte ließen sich ohnehin besser über stimmungskongruentes Lernen als über Stimmungsabhängigkeit erklären; eine Studie der Autoren bestätigte diese These.

Kenealy (1997) konnte in drei Experimenten, in denen die entsprechenden Stimmungen entweder mit Hilfe der Velten-Induktionsmethode (d.h. über das Lesen von stimmungsbezogenen Selbstaussagen) oder mittels Musik erzeugt wurden, stimmungsabhängiges Lernen nachweisen. Dem Autor zufolge ist die Anzahl publizierter Studien, die Null-Effekte bezüglich stimmungsabhängigem Lernen berichten, deutlich höher als die Anzahl veröffentlichter positiver Befunde. Diese Analyse von Studien zur Stimmungsabhängigkeit identifizierte auch eine Reihe methodologischer Probleme, die zu den Kontroversen beigetragen haben könnten. Potentielle Ursachen für fehlende Effekte können demnach sein:

- Konfundierung von Encodierung und Abruf,
- mangelhafte Stimmungsinduktion,
- keine a priori - Spezifizierung von Kriterien zur Abgrenzung der Stimmungszustände.

1.2.2.3 Befunde zum Stimmungskongruenten Lernen

Obwohl es plausibel erscheint, dass sich Menschen in positiven Stimmungslagen vorrangig an positive Ereignisse erinnern und es noch naheliegender ist, dass depressive Personen unter negativen Erinnerungen leiden, ist es bisher nicht gelungen, solche stimmungskongruenten Gedächtniseffekte konsistent nachzuweisen.

Mayer und Bower (1985) postulierten Stimmungskongruenzeffekte für starke experimentelle Stimmungsmanipulationen bzw. klinisch relevante affektive Störungen; im Zuge von natürlich auftretenden Stimmungsfluktuationen sei eher mit schwachen Effekten zu rechnen. In einer Untersuchung von Knight, Maines und Robinson (2002) wurden 200 Probanden zufällig der Induktion trauriger Stimmung oder einer neutralen Bedingung zugeordnet; es zeigten sich verbesserte Abrufleistungen für traurige Wörter in trauriger Stimmungslage. In drei Experimenten von Hasher, Rose, Zacks, Sanft und Doren (1985) wurden für moderate Stimmungsunterschiede (mittels BDI erfasst) bei College-Studenten keine stimmungskongruenten Gedächtniseffekte gefunden. Seta, Hayes und Seta (1994) sowie Levine und Burgess (1997) konnten jedoch in ihren Studien an 120 und 263 Studierenden keine Stimmungskongruenzeffekte zeigen, obwohl in beiden Studien herkömmliche Stimmungsinduktionsmethoden verwendet wurden.

Klaassen, Riedel, Deutz und van Praag (2002) induzierten durch Tryptophan-Entzug eine niedrige Serotonin-Transmission, was zu depressiven Stimmungslagen bei den Probanden führte, und prüften die Wirkung auf die Abrufleistung für eine Wortliste, bestehend aus 30 Wörtern mit positiver, negativer und neutraler Valenz, unmittelbar nach dem Lernen und im Abstand von sechs und 24 Stunden. Die Tryptophan-Deprivation führte zu Gedächtnisbeeinträchtigungen bei verzögertem Abruf in Bezug auf neutrale und positive Wörter, für Wörter mit negativer Valenz wurde jedoch keine Verschlechterung der Behaltensleistung festgestellt. Obwohl zahlreiche Studien stimmungskongruentes Lernen bei Depressionen belegen, ließ sich auch dieser Befund nicht konsistent replizieren (Rothkopf & Blaney, 1991).

Eine Übersichtsarbeit von Matt, Vazquez und Campbell (1992) machte demgegenüber relativ eindeutige Aussagen: Nicht-depressive Probanden sollen demnach in der Regel positives Material besser erinnern als negatives. Subklinisch-depressive Personen zeigten in Abhängigkeit von der Valenz der zu lernenden Stimuli keine Unterschiede in der Gedächtnisperformanz. Patienten mit klinisch relevanter Depression sollen dagegen negatives Material besser als positives erinnern. Ein solches Muster ergab sich offensichtlich auch dann, wenn eine depressive Stimmung künstlich induziert wurde.

Nach Mayer, McCormick und Strong (1995) erbrachten Studien, in denen die Auswirkungen natürlicher Stimmungen untersucht worden waren, häufig negative Ergebnisse hinsichtlich stimmungskongruenten Lernens, obwohl sich die Intensität der Stimmungen in der Regel nicht von der Stärke künstlich induzierter Stimmungen unterschied. Den Autoren gelang es jedoch in drei Studien, in denen die Stimmungen nicht induziert, sondern mit Hilfe der „Brief Mood Introspection Scale" erfasst worden waren, stimmungskongruentes Lernen nachzuweisen. Auch Ucros (1989) und Rusting (1998) zufolge wurde stimmungskongruentes Lernen konsistenter für natürliche Stimmungen nachgewiesen. Dagegen soll nach Kaufman (1994) stimmungskongruentes Lernen eher auf im Labor induzierte Stimmungszustände limitiert sein.

Asymmetrische Effekte positiver und negativer Emotionen auf die Gedächtnisleistung wurden wiederholt nachgewiesen. Während sich positive Stimmungen eher förderlich auf den Abruf von stimmungskongruentem Material auswirkten, schienen moderat traurige Stimmungszustände häufig nicht den Abruf negativer Informationen zu unterstützen (z.B. Isen, 1985; Isen, Shalker, Clark & Karp, 1978; Nasby & Yando, 1982). Die Motivation, den entsprechenden Stimmungszustand aufrechtzuerhalten, scheint ein für das Verständnis dieser Asymmetrie relevanter Faktor zu sein (Isen, 1985).

Smith und Petty (1995) postulierten auf der Basis von drei Experimenten eine hohe Auftretenswahrscheinlichkeit stimmungskongruenter Lerneffekte in negativen Lernsituationen für Personen mit niedrigem Selbstwertgefühl. Für Individuen mit hohem Selbstwertgefühl zeigte sich hingegen ein gegenteiliges Muster: Je negativer die Stimmung, desto positiver waren die Kognitionen. Parrott und Sabini (1990) demonstrierten in drei Laborexperimenten, dass Stimmungsinkongruenzeffekte eher auftraten, wenn den Probanden nicht bewusst war, dass ihre emotionalen Zustände Forschungsgegenstand waren, sie somit auch nicht um Kooperation bemüht sein oder versuchen mussten, bestimmte Stimmungszustände aufrechtzuerhalten. Rusting (1998) wies jedoch darauf hin, dass nonverbale Induktionsmethoden explizit darauf ausgerichtet seien, den Probanden die Relevanz ihrer Stimmungszustände nicht bewusst werden zu lassen; dennoch würden in solchen Studien Stimmungskongruenzeffekte gefunden.

Rusting und DeHart (2000) erklärten auf der Grundlage von vier Studien die bevorzugte Verarbeitung stimmungsinkongruenter Information, vor allem in negativen Stimmungslagen, als Folge von Stimmungsregulationsmechanismen: das Generieren von positiven Erinnerungen diene hierbei zur Kompensation negativer Stimmungszustände. Im Laborsetting wirkten sich Persönlichkeitseigenschaften modulierend auf diese Regulationsmechanismen aus. Im natürlichen Kontext (unter Examensstress) ließen sich dagegen keine Einflüsse bestimmter Persönlichkeitsvariablen nachweisen. Individuelle Unterschiede in der Effektivität der Anwendung bestimmter Stimmungsregulationsstrategien würden demnach zur Vermeidung des „negativen Denkens" beitragen (Rusting & DeHart, 2000).

Differentiell-psychologische Determinanten stimmungskongruenten Lernens

Rusting (1998) wies auf die Relevanz der Einbeziehung von Persönlichkeitseigenschaften bei der Untersuchung von Stimmungskongruenzeffekten hin. Dies sei bei natürlichen Stimmungszuständen leichter realisierbar als bei künstlicher Stimmungsinduktion, da Stimmungen unter natürlichen Umständen ohnehin sowohl auf temporäre Zustände als auch auf Einflüsse stabiler Persönlichkeitsdimensionen zurückführbar seien. So sei Extraversion eher mit positiven Erinnerungen assoziiert, während Personen mit hohen Neurotizismus bzw. Emotionalitäts-Werten eher zu negativen Erinnerungen und Urteilsbildungen neigten (Rusting, 1999).

Eine Studie zu geschlechtsspezifischen Effekten von Rothkopf und Blaney (1991) an 130 Studentinnen und 133 Studenten zeigte Assoziationen zwischen dysphorischen Zuständen (mittels BDI ermittelt) und der Tendenz zu weniger positiven Gedanken und Erinnerungen. Bei dysphorischen Frauen schienen negative kognitive Verzerrungen verbreitet zu sein, während sich diese bei dysphorischen Männern nur dann manifestierten, wenn (mit Hilfe eines externen Stimulus) die Fokussierung auf die Stimmung erhöht wurde. Depressive Männer neigten dazu, sich sowohl mental als auch behavioral von ihrer Stimmung abzulenken, während Frauen mehr über ihre Stimmung und die potentiellen Ursachen zu grübeln schienen. Offensichtlich existieren bis heute keine weiteren Studien, in denen Geschlechtsunterschiede des stimmungskongruenten Lernens explizit untersucht wurden.

Die Arousalintensität der Lernbedingung und strukturelle Eigenschaften des zu erinnernden Materials stellen wichtige Einflussgrößen des stimmungskongruenten Lernens dar (Fiedler & Stroehm, 1986). Die Übereinstimmung der Arousalintensität bei Encodierung und Abruf sowie ein hoher Erregungsgrad des Lernmaterials sollten sich förderlich auf Stimmungskongruenzeffekte auswirken. Die Autoren warnen jedoch vor Generalisierungen der Arousal-Hypothese, da die Arousalintensität der Lernsituation beispielsweise dann an Einfluss verlieren könnte, wenn das Lernmaterial selbst weder erregend noch von persönlicher Relevanz für den Lernenden sei. Weiterhin könnten die Einflüsse des emotionalen Zustandes auf die Gedächtnisleistung durch ein hohes Maß an Strukturierungsmöglichkeiten des Lernmaterials (z.B. durch Kategorienbildung) relativiert bzw. nivelliert werden.

Rinck, Glowalla und Schneider (1992) ließen ihre Probanden die zu lernenden Wörter hinsichtlich der Valenz einstufen. Für Wörter mit starker emotionaler Valenz war stimmungskongruentes Lernen nachweisbar, für nur schwach emotional gefärbte Wörter zeigten sich jedoch stimmungsinkongruente Effekte. Nach Rusting (1998) wirkt sich eine persönliche Bedeutsamkeit des Lernmaterials förderlich auf stimmungskongruentes Lernen aus. Meistens sei diese jedoch gerade bei der freien Reproduktion von Wortlisten nicht mehr gegeben; andererseits seien autobiographische Erinnerungen nur schwer kontrollierbar, da z. B. die Anzahl negativer Erfahrungen über verschiedene Probanden hinweg nicht identisch sei.

In vielen Studien wurde auf Angaben zur Parallelisierung des Lernmaterials hinsichtlich relevanter Einflussgrößen (z.B. Valenzintensität) verzichtet, was zu Uneindeutigkeiten bei der Interpretation der Befunde führt (z.B. Matt, Vazquez & Campbell, 1992).

Neuere Studien, die bildgebende Verfahren einsetzten, legen eine positive Korrelation zwischen dem Arousal-Niveau des Stimulusmaterials und der Amygdala-Aktivität nahe (zur Übersicht siehe z.B. Zald, 2003). Bei negativen Stimuli ist die Valenzintensität in der Regel hoch mit dem Arousal-Niveau korreliert, entsprechendes gilt für die Valenzintensität und den motivationalen Wert des Stimulus. Bei angenehmen Reizen stellen sich die Zusammenhänge jedoch häufig komplexer dar. Desweiteren existieren Befunde, die für inhibierende Wirkungen extrem erfreulicher Ereignisse auf die Amygdala sprechen.

1.3 Neuropsychologische und -endokrinologische Ansätze

1.3.1 Funktionen der Amygdala bei der emotionalen Modulation kognitiver Prozesse

Mit der Etablierung der funktionellen Bildgebung befasst sich ein wachsender Anteil der Forschungsaktivitäten mit der Amygdala und deren Funktionen bei der Verarbeitung emotional bedeutsamer Stimuli (zur Übersicht siehe Peper, 2009; Phelps & LeDoux, 2005; Zald, 2003). Obwohl sich ein Großteil der Forschungsinteressen auf die Rolle der Amygdala bei der Furchtkonditionierung konzentriert, ist mittlerweile davon auszugehen, dass der Beitrag der Amygdala nicht auf furchtbezogene Stimuli beschränkt bleibt. Eine Reihe von Studien belegt ihre Beteiligung auch bei der Verarbeitung positiver Informationen (z.B. Canli, Sivers, Whitfield, Gotlib & Gabrieli, 2002; Hamann & Mao, 2002). Aktivierungseffekte der Amygdala, die auf positive Reize zurückführbar sind, scheinen jedoch schwächer und weniger konsistent zu sein (Zald, 2003).

Die Amygdala kontrolliert über Projektionen zu entsprechenden Hirnstamm-Regionen sowie über ihre Verbindungen zum Hypothalamus motorische, vegetative und hormonelle Reaktionen (LeDoux, 2000). Zusätzlich beeinflusst sie kognitive Prozesse: so ist sie zum Beispiel bei der Modulation der Aufmerksamkeit beteiligt. Nach der Identifizierung eines als bedeutsam erachteten Stimulus können Aufmerksamkeitsprozesse auf verschiedene Arten moduliert werden: Zunächst kann der Nucleus centralis der Amygdala eine Verbindungen zu Neuronen herstellen, welche bei der Steuerung von Aufmerksamkeitsprozessen beteiligt sind. Durch direkte Projektionen ist die Amgydala in der Lage, Einfluss auf corticale Systeme, die in Wahrnehmungsprozesse involviert sind, zu nehmen (vgl. Zald, 2003). Ebenso kann die Amygdala Veränderungen in der corticalen sensorischen Plastizität evozieren. Eine bedeutende Funktion liegt hierbei in der Modulation deklarativer Gedächtnisleistungen (vgl. McGaugh, Roozendaal & Cahill, 2000; Phelps & LeDoux, 2005).

Eine Reihe bedeutsamer Studien sowohl im tierexperimentellen als auch im Humanbereich lieferten Belege für modulierende Einflüsse einer durch emotionale Beanspruchungssituationen angeregten Glucocorticoidausschüttung auf Gedächtnisfunktionen, insbesondere auf Konsolidierungsprozesse (z.B. Andreano & Cahill, 2006; Cahill & McGaugh, 1996; Kim & Diamond, 2002; Kim, Song & Kosten, 2006; Sandi & Pinelo-Nava, 2007). Während eine akute Beanspruchungsreaktion in der Regel eher adaptive Funktion hat, kann exzessiver, chronischer Stress Beeinträchtigungen von Lern- und Gedächtnisprozessen zur Folge haben (Kim, Lee, Han & Packard, 2001).

In der Tat scheint eine Ko-Aktivierung der Amygdala eine Voraussetzung für die Entstehung von stressbezogenen Effekten im Hippocampus zu sein. Die der Amygdala-Hippocampus-Interaktion unterliegenden Mechanismen sind jedoch noch unzureichend spezifiziert (Kim, Song & Kosten, 2006). McGaugh und Mitarbeiter wiesen in einer Reihe von Experimenten nach, dass pharmakologische Manipulationen in der Amygdala, speziell im Nucleus basolateralis, unmittelbar zur Modulierung von Gedächtnisprozessen und hippocampaler Plastizität führen (McGaugh, Roozendaal & Cahill, 2000).

Die Amygdala beeinflusst zum einen die Sezernierung adrenerger Stresshormone und verschiedener Neurotransmitter, die an der Modulation von Gedächtnisprozessen beteiligt sind. Der Nucleus basolateralis beeinflusst Konsolidierungsprozesse auch über direkte Projektionen zu anderen Hirnstrukturen (Hippocampus, Nucleus caudatus, Nucleus accumbens, Cortex) (McGaugh, 2004). Die stressinduzierte Ausschüttung von Glucocorticoiden sowie die durch emotionales Arousal (aufgrund affektiver Stimuli) provozierte Sezernierung von Catecholaminen beeinflussen Gedächtnisprozesse unter anderem über die Aktivierung noradrenerger Systeme, die wiederum zur Amygdala projizieren (McGaugh, Roozendaal & Cahill, 2000; Roozendaal, 2002; siehe auch Rimmele, Domes, Mathiak & Hautzinger, 2003). In die kurzfristige Modulierung von Arbeitsgedächtniseffekten soll die Amygdala jedoch weniger involviert sein (Quevedo et al., 2003).

1.3.2 Effekte der psychophysiologischen Beanspruchung auf den Hippocampus

Als gut belegt gilt die Wirkung von Glucocorticoiden an zwei verschiedenen Rezeptortypen im Gehirn: an Typ I- (Mineralcorticoid-) Rezeptoren sowie an Typ II- (Glucocorticoid-) Rezeptoren (vgl. z.B. Lupien & McEwen, 1997). Der Hippocampus weist die höchste Konzentration an Corticosteroid-Rezeptoren auf und scheint somit für die Auswirkungen emotionaler Aktivierungsprozesse besonders sensitiv zu sein (Kim, Song & Kosten, 2006; Domes, Heinrichs, Reichwald & Hautzinger, 2002; Sandi & Pinelo-Nava, 2007; Diamond, Bennett, Fleshner & Rose, 1992).

Übereinstimmende Befunde aus tierexperimentellen Untersuchungen und Studien im Humanbereich belegen, dass exzessive emotionale Beanspruchung in besonderem Maße mit hippocampalen Funktionen interferiert (Kim, Song & Kosten, 2006). Als ebenso gut belegt gilt die Assoziation zwischen einem hohen emotionalen Beanspruchungslevel und bedeutsamen Beeinträchtigungen des deklarativen Gedächtnisses, eine Gedächtnisform die intakte hippocampale Funktionsweisen voraussetzt (Lupien & Lepage, 2001).

Die Ergebnisse einer Meta-Analyse von über 28 Studien bestätigen den Zusammenhang von erhöhter Glucocorticoid-Ausschüttung und Beeinträchtigungen deklarativer Gedächtnisfunktionen (Sauro, Jorgensen & Pedlow, 2003). Elektrophysiologische Studien weisen ferner darauf hin, dass Stresshormone Langzeitpotenzierung im Hippocampus unterdrücken (Kim, Song & Kosten, 2006). Eine erhöhte Glucocorticoidausschüttung kann, Lupien und McEwen (1997) zufolge, eine Unterdrückung der Fähigkeit des Hippocampus, irrelevante Stimuli aus dem eingehenden Informationsstrom herauszufiltern, bewirken.

Emotionale Beanspruchung beeinflusst die Gedächtnisleistung über unterschiedliche Wege: Zeitlich verzögerte Effekte werden über Glucocorticoide vermittelt, indem über Stunden hinweg biphasisch die synaptische Plastizität in den entsprechenden Hirnstrukturen (vor allem im Hippocampus) moduliert wird; hierbei kann es zu dauerhaften Veränderungen der Dendriten-Struktur kommen. Rasche Effekte werden über die Ausschüttung von Catecholaminen erreicht (vgl. z.B. Cahill & McGaugh, 1996; Lupien & McEwen, 1997). Catecholamine scheinen Gedächtnisleistungen u.a. über ihre Wirkung auf den Blutglucosespiegel zu beeinflussen (Cahill & McGaugh, 1996; McEwen & Sapolsky, 1995). So erhöhten Glucose-Injektionen die Ausschüttung von Acetylcholin im Hippocampus (Ragozzino, Unick & Gold, 1996).

Neben den Catecholaminen scheinen weitere neuromodulatorische Substanzen wie Serotonin, Vasopressin, Prolactin, beta-Endorphine, Substanz P, Cholecystokinin und exzitatorische Aminosäuren in die Vermittlung der Effekte der emotionalen Beanspruchung auf hippocampale Funktionen involviert zu sein (Cahill & McGaugh, 1996; Kim, Song & Kosten, 2006; Quevedo, et al., 2003).

Eine Beanspruchungsreaktion von geringerer Intensität bewirkt in der Regel kurzfristige neurochemische Veränderungen im Hippocampus, während eine starke und längerfristige emotionale Beanspruchung zu permanenten Veränderungen durch synaptische Plastizität führen kann (Kim, Song & Kosten, 2006). So kann es in Folge eines hohen Glucocorticoidspiegels zur Unterdrückung der Neurogenese im Gyrus dentatus kommen. In der CA3- und der CA1-Region sind ebenfalls strukturelle Veränderungen möglich.

Langfristige und exzessive Beanspruchungsreaktionen können im Extremfall in irreversiblen hippocampalen Neuronenverlust münden (Lupien & McEwen, 1997; McEwen & Sapolsky, 1995; Sandi & Pinelo-Nava, 2007). So wurden beispielsweise nach Glucocorticoid-Exposition über einen Zeitraum von 21 Tagen reversible Atrophien in den pyramidalen Neuronen der CA3 Region des Ratten-Hippocampus gefunden (Watanabe, Gould & McEwen, 1992).

Klinische Studien liefern weitere Belege dafür, dass ein chronisch erhöhtes Glucocorticoidniveau kognitive Funktionen beeinträchtigen kann: So wurden bei Patienten mit pathologisch erhöhter Aktivität der HPA-Achse (z.B. Morbus-Cushing-Patienten) Defizite in Aufmerksamkeits- und Gedächtnisleistungen gefunden; auch Patienten mit Depression zeigten eine beeinträchtigte kognitive

Performanz, begleitet von einem erhöhten Cortisolspiegel (Kirschbaum et al., 1996). Als gut belegt gelten Gedächtnisbeeinträchtigungen aufgrund Posttraumatischer Belastungsstörungen (vgl. Brewin, Kleiner, Vasterling & Field, 2007).

Die Literatur akzentuiert die beeinträchtigenden Wirkungen längerfristiger intensiver Beanspruchungssituationen. Jedoch werden auch förderliche Effekte, vor allem akuter und moderater Stressexpositionen, auf kognitive Funktionen beschrieben (McEwen & Sapolsky, 1995). Während intensive Glucocorticoidausschüttung eine eher beeinträchtigende Wirkung auf Konsolidierungsprozesse zeigte, scheinen niedrige Dosen eher förderlich zu sein (Andreano & Cahill, 2006). Adrenalin kann sich beispielsweise positiv auf Konsolidierungseffekte auswirken, die Effekte sind jedoch dosisabhängig (Cahill & McGaugh, 1998; McGaugh, Roozendaal & Cahill, 2000).

Eine Studie von Domes und Mitarbeitern (2002) ergab für die Probandengruppe, die auf die Stressexposition mit einer hohen Cortisolausschüttung reagiert hatte, Verbesserungen deklarativer Gedächtnisleistungen im Vergleich zu Non-Respondern. Versuchspersonen, die 20 mg Cortisol erhalten hatten, erinnerten in einem Gedächtnistest in der nachfolgenden Woche mehr Bildmaterial als die Kontrollgruppe (Buchanan & Lovallo. 2001).

1.4 Determinanten der emotionalen Modulation des Gedächtnisses

1.4.1 Intensität emotionaler Aktivierungszustände

Im Humanbereich weisen zahlreiche Befunde auf eine Assoziation zwischen der Intensität emotionaler Aktivierungsprozesse und der deklarativen Gedächtnisleistung hin, jedoch ist die Befundlage heterogen (vgl. Abercrombie et al., 2003). Während für intensive Beanspruchungsreaktionen in der Regel beeinträchtigende Wirkungen nachgewiesen werden, können moderate emotionale Aktivierungen positive Effekte auf die Gedächtnisperformanz haben.

In einer Untersuchung von Kirschbaum und Mitarbeitern (1996) wurden nach oraler Gabe von 10 mg Cortisol (entspricht einer Dosis <300 µg/kg/hr) Beeinträchtigungen in der deklarativen Gedächtnisleistung gefunden, während sich in einer Studie von Domes und Mitarbeitern (2002) für die „Cortisol-High-Responder“ eine gesteigerte Performanz in einer deklarativen Gedächtnisaufgabe zeigte. Hierbei ist bemerkenswert, dass die Cortisolausschüttungen in Reaktion auf einen psychologischen Stressor (sozial beanspruchende Situation i.S. des „Trier Social Stress Tests“, TSST) im Vergleich zur pharmakologischen Studie von Kirschbaum und Mitarbeitern (1996) bedeutend geringer war.

Im Gegensatz zu Buchanan und Lovallo (2001), die eine verbesserte Performanz aufgrund von erhöhter Cortisolausschüttung fanden, konnten Jelicic und Mitarbeiter keine Assoziationen zwischen Cortisolniveau und Gedächtnisleistung bestätigen; der Cortisolspiegel mit ca. 8 nmol/l war jedoch deutlich geringer als in der Studie von Buchanan und Lovallo (>25 nmol/l) (Jelicic, Geraerts, Merckelbach & Guerrieri, 2004).

Es existieren auch widersprüchliche Befunde. Cahill, Gorski und Le (2003) gelang es beispielsweise nicht, bedeutsame Zusammenhänge zwischen Erhöhungen im Cortisolspiegel (infolge eines „cold pressor tests"; CP-Test) und der Gedächtnisleistung nachzuweisen. Lupien, Gillin und Hauger (1999) fanden nach Verabreichung von 600 µg/kg/hr Hydrocortison ebenfalls keine Beeinträchtigungen deklarativer Gedächtnisleistungen, obwohl die Hydrocortison-Gabe zu einer Erhöhung des Plasmacortisolspiegels führte, welcher im oberen Bereich des Ranges lag, der nach Stressexposition erreicht wird. Dieser Befund steht im Kontrast zu den Ergebnissen von Kirschbaum und Mitarbeitern (1996).

Auf der Basis von tierexperimentellen Studien wird heute meist ein parabolischer Zusammenhang zwischen Intensität der Glucocorticoid-Ausschüttung und Gedächtnisleistung postuliert, mit förderlicher Wirkung bei mittlerer Intensität bzw. Beeinträchtigungen bei sehr hoher bzw. sehr niedriger Intensität (Abercrombie et al., 2003; Andreano & Cahill, 2006; Lupien & McEwen, 1997).

Die Untersuchung von Andreano und Cahill (2006) gilt als erster, im Humanbereich erbrachter Beleg für eine parabolische Beziehung zwischen *endogener* Stresshormonausschüttung und Gedächtnisleistung; der Zusammenhang war jedoch nur für männliche Probanden nachweisbar. Die Existenz einer parabolischen Beziehung könnte (neben anderen zu diskutierenden Faktoren) einen bedeutenden Beitrag zur Aufklärung der widersprüchlichen Befunde im Humanbereich bezüglich der Wirkung von Stressexposition auf Gedächtnisfunktionen liefern (Diamond et al., 1992).

Die Existenz einer parabolischen Beziehung zwischen Stresshormonausschüttung und Gedächtnisleistung ist über die unterschiedlichen Eigenschaften der beiden Rezeptortypen im Hippocampus erklärbar. Der Hippocampus enthält sowohl Typ I-(Mineralcorticoid-) Rezeptoren als auch Typ II-(Glucocorticoid-) Rezeptoren. Hippocampale Neuronen können mit einer biphasischen Modulation der Erregbarkeit, einer Regulation von Neurogenese-Prozessen sowie mit Atrophie und programmiertem Zelltod auf adrenerge Steroidausschüttung reagieren. Niedrige Steroidkonzentrationen, die auf Typ I-Rezeptoren wirken, scheinen die Neuronen im Gyrus dentatus nicht zu schädigen, während die Aktivierung von Typ II-Rezeptoren (bei hohen Konzentrationen) die destruktiven Effekte bestimmter Neurotransmitter verstärkt (Lupien & McEwen, 1997).

Typ I-Rezeptoren besitzen eine hohe Affinität für Corticosteron und Aldosteron, während Typ II-Rezeptoren weniger stark auf Corticosteron und Aldosteron ansprechen, dafür aber besonders sensitiv für Dexamethason (synthetisches Corticosteroid) sind (Diamond et al., 1992; Lupien & McEwen, 1997). Mineralcorticoid-Rezeptoren werden bei basalen Corticosteroidspiegeln gesättigt, während Glucocorticoid-Rezeptoren nur in Stresssituationen und während des zirkadianen Höhepunkts der endogenen Sezernierung besetzt werden (McGaugh, Roozendaal & Cahill, 2000). Die Aktivierung von Typ I-Rezeptoren führte in verschiedenen Studien zu einer Förderung von LTP, während die Aktivierung von Typ II-Rezeptoren die entgegengesetzte Wirkung hatte (Lupien & McEwen, 1997).

Eine Erklärung für die parabolische Beziehung der Intensität der Stressexposition und der Gedächtnisleistung könnte somit in der förderlichen Wirkung des Rezeptor-Typs I (bei ausreichendem Sättigungsgrad) und in beeinträchtigenden Effekten der Aktivierung des Rezeptor Typs II liegen. Diese strenge Dichotomisierung der Wirkung von Typ I- und Typ II-Rezeptoren scheint jedoch die Komplexität der Prozesse nicht hinreichend abzubilden (Sapolsky, 2003). Endogene Corticosteroide besetzen niemals Typ I-Rezeptoren ohne nicht auch an Typ II-Rezeptoren anzudocken. Die parabolische Beziehung zwischen Corticosteroid-Konzentration und LTP im Hippocampus ist somit wohl eher darauf zurückzuführen, dass eine moderate Besetzung von Typ II-Rezeptoren (zusätzlich zur Typ I-Rezeptor-Aktivierung) positive Effekte auf hippocampale Gedächtnisleistungen hat, während eine starke Besetzung von Typ II-Rezeptoren in negativen Effekten resultiert (Diamond et al., 1992; Lupien & McEwen, 1997; Sapolsky, 2003).

Während Typ I-Rezeptoren in die Phase der sensorischen Integration involviert zu sein scheinen, kommt Typ II-Rezeptor-Aktivierung offensichtlich die bedeutendere Rolle bei Akquisitions- und Konsolidierungsprozessen zu (Lupien & McEwen, 1997). Bezüglich der Mechanismen, welche den Einflüssen emotionaler Aktivierungsprozesse auf Gedächtnisfunktionen unterliegen, ist nach Lupien und Lepage (2001) zu bedenken, dass sich die unterschiedlichen Spezies hinsichtlich der Verteilung von Corticosteroid-Rezeptoren in den betreffenden Hirnarealen bedeutsam unterscheiden. Extrapolationen der Nagetier-Befunde auf den Menschen seien kritisch zu bewerten. Zugleich warnen die Autoren davor, Forschungsarbeiten ausschließlich auf den „Stress-Hippocampus-Link" zu konzentrieren. Dadurch würden unter Umständen andere Hirnstrukturen, die in die Vermittlung der Effekte emotionaler Aktivierung auf Gedächtnisleistungen involviert sind, vernachlässigt (vgl. hierzu Abschnitt 1.4.6),

1.4.2 Dauer der emotionalen Beanspruchungssituation

Neben der Intensität des Stressors scheint die Dauer der Stressexposition eine weitere wichtige Variable darzustellen (Abercrombie et al., 2003; Newcomer et al., 1999; Sandi & Pinelo-Nava, 2007). Newcomer und Mitarbeiter (1999) verabreichten ihren Probanden über vier Tage hinweg zwei unterschiedliche Dosen Cortisol (40 mg/Tag, entsprechend einem „milden" Stressor bzw. 160 mg/Tag, entsprechend einem intensiven Stressor). Die Probandengruppe, welche die hohe Dosis erhielt, zeigte im Vergleich zu den Gruppen, die ein Placebo oder die niedrigere Dosis erhalten hatten, verminderte verbal-deklarative Gedächtnisleistungen, während das nonverbale Gedächtnis, die Aufmerksamkeit und Exekutivfunktionen nicht betroffen waren. Die Autoren konnten die Beeinträchtigungen in der Gedächtnisperformanz jedoch erst nach viertägiger Cortisol-Verabreichung nachweisen.

1.4.3 Valenz des Lernmaterials

Die Ergebnisse einer Untersuchung von Cahill, Gorski und Le (2003) sprechen für eine Interaktion zwischen dem Arousal-Grad in der Encodierungsphase und der Ausschüttung von Stresshormonen nach der Lernphase bezüglich der Gedächtnisleistung. Für emotional erregende Bilder ergaben sich eine Woche nach dem Lernzeitpunkt gedächtnisförderliche Effekte aufgrund eines erhöhten Cortisolspiegels (infolge eines CP-Tests nach der Lernphase). Für neutrale Stimuli fand sich ein solcher Effekt nicht; die Kontrollgruppe erinnerte signifikant weniger erregende als neutrale Bilder.

Buchanan und Lovallo (2001) fanden ebenfalls bedeutsame Zusammenhänge zwischen einem erhöhten Cortisolspiegel (20 mg, orale Verabreichung) und Verbesserungen der Erinnerung an emotional erregende Bilder; für neutrales Bildmaterial war eine solche Assoziation jedoch nicht nachweisbar. Desweiteren zeigten sich keine Unterschiede in der Gedächtnisperformanz für Bilder mit positiver und negativer Valenz.

Smeets, Jelicic und Merckelbach (2006) berichteten Beeinträchtigungen bei der Wiedergabe neutraler Wörter nach psychosozialem Stress, während die Performanz in Bezug auf emotionale Wörter unbeeinflusst blieb. Die Studie von Abercrombie und Mitarbeitern (2003) belegt jedoch sowohl für neutrale als auch für negative Stimuli förderliche Wirkungen (Fehlerreduktion in der Free-Recall-Aufgabe) infolge von Cortisol-Verabreichung. In einer Untersuchung von Jelicic und Mitarbeitern (2004) wurde nach akutem psychosozialem Stress in der Treatment-Gruppe beeinträchtigte Gedächtnisleistung für neutrale Wörter gefunden, während sich für den Abruf von emotionalen Wörtern verbesserte Leistungen ergaben; diese Effekte wurden aber nicht durch Erhöhungen der Cortisolausschüttung vermittelt.

Buchanan und Tranel (2008) wiesen bei Cortisol-Respondern Gedächtnisbeeinträchtigungen sowohl für neutrale als auch für emotionale Bilder nach. Die Probanden, die nicht mit einem Cortisolanstieg auf den Stresstest reagierten, zeigten allgemein verbesserte Abrufleistungen, im besonderen Maße jedoch für unangenehme Bilder. Rimmele und Mitarbeiter (2003) demonstrieren eine gesteigerte Gedächtnisperformanz für emotionale Anteile einer zu erinnernden Geschichte. Cortisol (25 mg, orale Verabreichung) wirkte sich jedoch förderlich auf die Erinnerung neutraler Details aus, während emotionale Aspekte der Geschichte unter dem Einfluss von Cortisol schlechter behalten wurden.

Kuhlmann, Piel und Wolf (2005) fanden ebenfalls beeinträchtigte Abrufleistungen für emotional erregende Wörter (mit positiver und negativer Valenz) im Vergleich zu neutralem Lernmaterial aufgrund erhöhter Cortisolausschüttung infolge eines TSST. In einer Studie von Oei und Mitarbeitern ergaben sich Beeinträchtigungen in der Gedächtnisleistung für moderate, jedoch nicht für hoch emotionale verbale Informationen in Kontingenz mit erhöhtem Cortisolspiegel (Oei, Everaerd, Elzinga, van Well & Bermond, 2006).

Verschiedene Studien weisen die Arousalintensität, im Vergleich zur Valenz des zu lernenden Materials, als besseren Prädiktor der Gedächtnisperformanz aus. Es existieren jedoch auch diesbezüglich widersprüchliche Befunde (vgl. z.B. Buchanan & Lovallo, 2001).

Rimmele und Mitarbeiter (2003) gingen, in Anbetracht der heterogenen Befundlage, von einer ähnlichen Wirkweise des Cortisols auf emotionale und neutrale Stimuli aus, postulierten jedoch Unterschiede im dosisabhängigen Kurvenverlauf für die beiden Reizarten. Quevedo und Mitarbeiter (2003) fanden förderliche Wirkungen von emotional erregendem Material in Bezug auf Langzeitgedächtnisleistungen (Gedächtnistest eine Woche nach dem Lernzeitpunkt), eine Stunde nach der Lernphase zeigten sich jedoch noch keine Unterschiede in der Gedächtnisleistung für emotionale und neutrale Inhalte. Der Erinnerungsvorteil für emotionale Informationen soll demnach erst nach einer längeren Latenzzeit zwischen Lern- und Abrufzeitpunkt bedeutsam werden, während die Erinnerung an neutrale Ereignisse direkt nach dem Lernen besser ist und sich über die Zeit hinweg abschwächt (Quevedo et al., 2003).

1.4.4 Zirkadiane Rhythmik und saisonale Effekte

Die Tageszeit der Untersuchung scheint einen weiteren Beitrag zur Aufklärung der widersprüchlichen Ergebnisse zu leisten (Abercrombie et al., 2003; Dickerson & Kemeny, 2004). Die endogene Cortisolausschüttung unterliegt einer zirkadianen Rhythmik, wonach die Cortisol-Konzentration ein Morgen-Maximum aufweist, während des späten Vormittags bis zum Nachmittag absinkt, um zum Abend hin ihren Minimalwert zu erreichen. Aufgrund dieses natürlichen Verlaufs ist der Nachweis einer stressinduzierten Cortisolreaktion im Lauf des Vormittags (wenn die Werte relativ schnell abfallen) offensichtlich schwieriger als am Nachmittag (wenn die Cortisolkonzentration relativ stabil ist) (Dickerson & Kemeny, 2004).

In einer Studie von Maheu und Mitarbeitern ergaben sich Beeinträchtigungen in der Gedächtnisleistung aufgrund von erhöhter Cortisolausschüttung infolge Durchführung eines TSST für die Gruppe, welche morgens untersucht wurde. Bei Probanden, die nachmittags getestet wurden, zeigte sich keine Assoziation zwischen Cortisolsezernierung und Gedächtnisperformanz. Eine Überstimulierung des Corticoid-Systems (TSST am Morgen) soll hier zu einem hohen Sättigungsgrad von Typ I- und Typ II-Rezeptoren geführt haben, während nachmittags, aufgrund eines günstigen Zusammenspiels von Stressorwirkung und zirkadianer Rhythmik, ein optimaler Sättigungsgrad (mit schwächerer Besetzung der Typ II-Rezeptoren) erreicht wurde (Maheu, Collicutt, Kornik, Moszkowski & Lupien, 2005).

In der Untersuchung von Abercrombie und Mitarbeitern (2003) resultierten Erhöhungen des Cortisolspiegels (orale Gabe von 20 oder 40 mg Cortisol) in der Reduktion von Fehlern bei einer Reproduktionsaufgabe. Den widersprüchlichen Befund in Bezug auf die Studie von Kirschbaum und Mitarbeitern (1996), in der nach 10 mg oral verabreichtem Cortisol Beeinträchtigungen in der deklarativen Gedächtnisleistung gefunden wurden, führten die Autoren unter anderem auf die Einflüsse zirkadianer Rhythmik in der endogenen Cortisolausschüttung zurück: während die Studie von Abercrombie und Mitarbeitern am späten Nachmittag stattfand, führten Kirschbaum und Mitarbeiter ihre Untersuchung am frühen Morgen durch (Abercrombie et. al., 2003). Eine weitere potentielle Einflussgröße stellen saisonale Effekte dar, da davon auszugehen ist, dass der endogene Cortisolspiegel während der Wintermonate höher ist als im Sommer (Maes et al., 1997).

1.4.5 Lernmotivation

Gedächtniseffekte aufgrund emotionaler Aktivierungsprozesse sind durch die Lernmotivation modulierbar. Diese wird in entscheidendem Maße davon beeinflusst, wie die Lernsituation von der betreffenden Person wahrgenommen und bewertet wird. Lernende, die eine bestimmte Stresserfahrung als Herausforderung erleben, empfinden die Situation in der Regel als relativ angenehm und veränderbar. Aufgrund dieser Wahrnehmung wird die Stresssituation in der Regel gut bewältigt und es können entsprechend mehr Ressourcen auf das Lernen verwendet werden. Lernende, die die Situation als negativ und unveränderbar wahrnehmen, werden hingegen eher dazu neigen, kognitiv zu kompensieren und können somit weniger gut auf Lernprozesse fokussieren (LePine, LePine & Jackson, 2004).

1.4.6 Modulierte Gedächtnisfunktion

1.4.6.1 Arbeitsgedächtnis

In der Literatur werden neben den verzögerten Wirkungen auch akute Effekte der emotionalen Aktivierung auf die Gedächtnisleistung berichtet. Während die dauerhafte Speicherung expliziter Gedächtnisinhalte durch den Hippocampus vermittelt wird, so ist in Arbeitsgedächtnisleistungen hauptsächlich der dorsolaterale Präfrontalcortex involviert (z.B. Lupien, Gillin & Hauger, 1999). Da im Präfrontalcortex ebenfalls Glucocorticoid-Rezeptoren vorhanden sind, liegt nach Lupien, Gillin und Hauger (1999) die Vermutung nahe, dass Glucocorticoide nicht ausschließlich auf hippocampale Gedächtnisprozesse wirken, sondern auch das Arbeitsgedächtnis beeinflussen.

In einer Untersuchung von Lupien und Mitarbeitern ergaben sich für die höchste Hydrocortison-Dosis (600 µg/kg/hr) bedeutsame negative Auswirkungen auf die Leistung in der Aufgabe zum Arbeitsgedächtnis, bezüglich deklarativer Gedächtnisfunktionen oder der Vigilanz konnten jedoch keine signifikanten Effekte nachgewiesen werden. Die Befunde sprechen für eine höhere Sensitivität des Arbeitsgedächtnisses (im Vergleich zu deklarativen Gedächtnisprozessen) bezüglich einer akut erhöhten Corticosteroid-Ausschüttung (Lupien, Gillin & Hauger, 1999). In einer Studie von Oei und Mitarbeitern (2006) wurden nur bei hoher Arbeitsgedächtnisbelastung Leistungsbeeinträchtigungen in Folge von psychosozialem Stress gefunden. Smeets, Jelicic und Merckelbach (2006) konnten in ihrer Studie an 60 Probanden jedoch keine Effekte von akutem Stress auf nachfolgende Arbeitsgedächtnisprozesse nachweisen.

Obwohl die Datenlage nicht widerspruchsfrei ist, scheinen akute Erhöhungen der Glucocorticoid-Ausschüttung Arbeitsgedächtnisprozesse eher zu stören als zu fördern (z.B. Wolf, Schommer, Hellhammer, McEwen & Kirschbaum, 2001). Die Verteilung der Glucocorticoid-Rezeptoren in Hippocampus und Präfrontalcortex würde diese These stützen. Während der Hippocampus sowohl Mineralcorticoid- als auch Glucocorticoid-Rezeptoren enthält, sind im Frontallappen offensichtlich hauptsächlich Glucocorticoid-Rezeptoren vorhanden (vgl. z.B. Lupien & Lepage, 2001).

Bezüglich der Valenz emotionaler Einflüsse auf Arbeitsgedächtnisprozesse existieren widersprüchliche Befunde (Kensinger & Corkin, 2003). Während in einer Studie von Perlstein, Elbert und Stenger (2002) eine negative Valenz des zu erinnernden Materials in Beeinträchtigungen der Arbeitsgedächtnisleistungen resultierte und sich positives Material förderlich auswirkte, hatten in einer Untersuchung von Kensinger und Corkin (2003) valenzbezogene Aspekte der Stimuli keinen Einfluss auf die Gedächtnisleistung.

1.4.6.2 Langzeitgedächtnis

Hippocampale Gedächtnisleistungen werden durch zeitlich verzögerten Abruf des gelernten Materials geprüft. Kensinger und Corkin (2003) postulierten, dass sich förderliche Wirkungen emotionaler Aktivierungsprozesse auf die Gedächtnisleistung mit der Länge der Latenzzeit zwischen Lern- und Reproduktionsphase verstärken, was auf einer Beteiligung amygdalärer Einflüsse an Konsolidierungsprozessen beruhen könnte.

Zwei Studien belegen förderliche Effekte aufgrund von Stressexposition beim Erinnern von Bildmaterial eine Woche nach Präsentation des Materials: In der Untersuchung von Cahill und Mitarbeitern wurden die emotionalen Beanspruchungsreaktionen durch CP-Test erzeugt; Buchanan und Lovallo verabreichten ihren Probanden (eine Stunde vor Stimuluspräsentation) 20 mg Hydrocortison (Cahill, Gorski & Le, 2003; Buchanan & Lovallo, 2001).

Rimmele und Mitarbeiter konnten jedoch keine verzögerten positiven Effekte nachweisen; die orale Gabe von 25 mg Cortisol zeigte keine Wirkung in Bezug auf die Gedächtnisleistungen, die ebenfalls im Abstand von einer Woche zum Lernzeitpunkt überprüft wurden (Rimmele et al., 2003). Elzinga, Bakker und Bremner (2005) berichten von beeinträchtigtem verzögertem Abruf deklarativen Gedächtnismaterials (24 Stunden nach der Lernphase) infolge eines psychologischen Stressors; die Wiedergabe unmittelbar nach der Lernphase blieb hingegen von der Stressexposition unbeeinflusst.

Verschiedene Befunde legen nahe, dass die heterogene Datenlage bezüglich der Einflüsse emotionaler Aktivierungsprozesse auf deklarative Gedächtnisleistungen, zumindest teilweise, auf die Betrachtung unterschiedlicher Gedächtnisphasen zurückführbar ist (Roozendaal, 2002). In einer Studie von Beckner, Tucker, Delville und Mohr (2006) wurden förderliche Wirkungen der Exposition eines antizipatorischen psychologischen Stressors auf Konsolidierungsprozesse gefunden, während Abrufprozesse unbeeinflusst geblieben waren. Kuhlmann, Piel und Wolf (2005) konnten jedoch zeigen, dass selbst ein relativ moderater Cortisolanstieg (infolge des TSST) mit Abrufdefiziten assoziiert war. De Quervain und Mitarbeiter schlussfolgerten auf der Basis verschiedener Tierexperimente und Humanstudien, dass Glucocorticoide Abrufprozesse spezifisch beeinträchtigen, während Konsolidierungsprozesse unbeeinflusst bleiben (De Quervain, Roozendaal, Nitsch, McGaugh & Hock, 2000).

Eine weit verbreitete Hypothese besagt, dass ein akuter Glucocorticoid-Schub die Konsolidierung neuer Informationen fördert; zugleich würden jedoch Abrufprozesse vorher gespeicherter Gedächtnisinhalte durch eine hohe, zirkulierende Glucocorticoid-Konzentrationen beeinträchtigt, wodurch eine Voraussetzung für ein besser angepasstes Reaktionsvermögen geschaffen werde (Roozendaal, 2002). Nach Lupien und Schramek (2006) existiert bisher jedoch keine einzige Untersuchung, die sowohl förderliche Effekte auf Konsolidierungsprozesse als auch beeinträchtigende Wirkungen auf Abrufprozesse demonstrieren konnte.

Elzinga, Bakker und Bremner (2005) gehen davon aus, dass in vielen Studien keine differenzierte Wirkung auf unterschiedliche Gedächtnisphasen nachweisbar war, weil sowohl die Lernphase als auch die Reproduktion des gelernten Materials direkt nach der Stressexposition stattfand, und somit der zeitliche Abstand zur Differenzierung der Gedächtnisphasen nicht ausreichend war.

1.4.7 Geschlechtseffekte

Aufgrund von Befunden verschiedener Forschungsrichtungen ist anzunehmen, dass Frauen und Männer Emotionen unterschiedlich verarbeiten (vgl. z.B. Cahill et al., 2001; Killgore & Yurgelun-Todd, 2001; Kring & Gordon, 1998; Wager, Phan, Liberzon, & Taylor, 2003). Andreano und Cahill (2006) zufolge werden bei der Untersuchung weiblicher oder gemischter Stichproben oft keine positiven Belege für die modulierende Wirkung emotionaler Aktivierungen, zumindest bei neutralem Material, gefunden; an den Studien, die Verbesserungen der Gedächtnisleistung nachwiesen, hätten in der Regel ausschließlich Männer teilgenommen. Beispielsweise ergaben sich in einer Studie der Autoren infolge des CP-Test sowohl für Männer als auch für Frauen Cortisolanstiege; gedächtnisförderliche Effekte wurden jedoch nur bei Männern beobachtet.

In einer Studie von Wolf und Mitarbeitern zeigten sich nach psychosozialem Stress (TSST) ausschließlich bei Männern gedächtnisbeeinträchtigende Wirkungen aufgrund von Cortisolerhöhungen (Wolf et al., 2001). Kirschbaum und Mitarbeiter (1996) fanden höhere Cortisolreaktionen bei männlichen Versuchsteilnehmern; bei Männern wurde die negative Beziehung zwischen Cortisolniveau und korrekt erinnerten Wörtern signifikant, bei Frauen hingegen nicht.

Buchanan und Tranel (2008) postulierten auf der Grundlage zahlreicher Befunde, dass Männer sensitiver auf emotionale Beanspruchungssituationen reagieren (stärkere Cortisolreaktion) als Frauen. Wenn es aufgrund exogener Cortisolzufuhr gelingen würde, bei männlichen und weiblichen Probanden ein äquivalentes Cortisolniveau zu erzeugen, so würden sich demnach keine bedeutsamen Geschlechtsunterschiede in der Gedächtnisleistung zeigen (vgl. Kudielka & Kirschbaum, 2005; Kuhlmann, Kirschbaum & Wolf, 2005). Dieser Argumentation widersprechen Befunde, die höhere stressinduzierte Cortisolreaktionen für Frauen belegen (Sauro, Jorgensen & Pedlow, 2003). In der Studie von Kuhlmann, Kirschbaum und Wolf (2005) ergaben sich bei einer Stichprobe von 16 Studentinnen vier Stunden nach Verabreichung von 30 mg Cortisol im Vergleich zur Placebo-Gruppe signifikante Gedächtniseinbußen.

1.5 Zusammenfassende Bewertung

In Untersuchungen zur emotionalen Modulierung von Gedächtnisleistungen wurden psychophysiologische Beanspruchungsreaktionen in der Regel durch experimentelle Manipulationen provoziert bzw. durch exogene Hormonzufuhr herbeigeführt. Die traditionellen Ansätze zur Prüfung von Stimmungskongruenzeffekten beruhten bei gesunden Personen in der Regel auf Stimmungsinduktionsmethoden; die Effekte der Stimmungsmanipulation wurden jedoch nicht oder nur auf subjektiver Ebene geprüft. Aktuellere Studien fokussierten wiederum fast ausschließlich auf endokrine Beanspruchungsreaktionen. Untersuchungen unter realen Lebensbedingungen mittels multimodaler Erfassung der emotionalen Beanspruchungsreaktionen fehlen jedoch gänzlich. Auch Geschlechtseffekte des stimmungskongruenten Lernens wurden nicht systematisch untersucht.

2 Untersuchung I: Emotion und Gedächtnis in alltäglichen Lebenssituationen

2.1 Methodische Vorüberlegungen und Zielsetzungen

2.1.1 Zeitnahe Erfassung emotionaler Aktivierungszustände

Zur Erfassung emotionaler Zustände werden häufig Fragebögen, Selbstseinstufungsskalen oder Interviews eingesetzt. Bei der Verwendung dieser traditionellen Verfahren ist, aufgrund retrospektiver Datenerfassungen, die sich auch unfreiwillig aufgrund der Schwierigkeit, den Bearbeitungszeitpunkt von Paper-Pencil-Verfahren zu kontrollieren, ergeben, mit Verzerrungen zu rechnen. Rückblicke bezüglich Befindlichkeiten, etc., wie sie in Fragebögen, Interviews oder abendlichen Tagebucheintragungen die Regel sind, erfordern Encodierungs- und Abrufprozesse sowie eine Aggregation von Informationen – Vorgänge, die naturgemäß mit Ungenauigkeiten behaftet sind (Hufford, Shiffman, Paty & Stone, 2001; Käppler, Brügner & Fahrenberg, 2001).

Über retrospektive Einschätzungen sind Veränderungen in interessierenden Variablen wie Schwankungen über den Tageslauf, Beginn und Ende einer emotionalen Reaktion, etc., kaum erfassbar (Käppler & Rieder, 2001). Ekman (1999) bemerkte zu dieser Thematik, dass unser hauptsächliches Wissen bezüglich subjektiver Erfahrungen bedauerlicherweise aus Fragebögen resultiere, die von Menschen ausgefüllt würden, die sich zum Zeitpunkt der Datenerfassung nicht in einer emotional bedeutsamen Situation befänden, sondern versuchten, sich daran zu erinnern, wie es sich anfühle, die spezifische Emotion zu durchleben.

2.1.2 Probleme herkömmlicher Untersuchungsmethoden der Stimmungskongruenz und alternative Ansätze

Eine gängige Stimmungsinduktionsmethode in Studien zu stimmungskongruentem Lernen ist die sog. Velten-Technik: hier sollen sich die Probanden zwecks Generierung bestimmter Stimmungszustände an persönliche emotionale Ereignisse erinnern. Die Emotionsinduktion kann dabei durch passende Musik oder Hypnose-Strategien unterstützt werden. Ein problematischer Aspekt bei Stimmungsinduktionstechniken, die Stimmungen durch das Erinnern an bestimmte emotionale Lebensereignisse hervorrufen, ist jedoch, dass sich die Probanden nicht tatsächlich in der entsprechenden Stimmungslage befinden, sondern in einem Erinnerungsmodus bezüglich der vergangenen Stimmungszustände.

Hinsichtlich der Velten-Induktionsmethode gab Kenealy (1997) zu bedenken, dass die Probanden als Folge ihrer Bemühungen, in den gewünschten Stimmungszustand zu gelangen, zu falschen Angaben bezüglich ihrer Stimmungslage neigten. Parrott und Sabini (1990) kritisierten, dass die Anwendung standardisierter Laborprozeduren zur Unterdrückung von Stimmungsregulationsmechanismen führen könnte, da sich die Probanden kooperativ verhalten möchten. Ein Kritikpunkt hinsichtlich der Hypnose-Techniken bezieht sich auf die Selektivität in der Stichprobenauswahl, da Probanden ausgesucht werden müssen, die gut auf Hypnose ansprechen (Kenealy, 1997).

Für Levine und Burgess (1997) sind diese Ansätze aufgrund unzureichender Spezifizierungen der Erregungszustände zu allgemein, denn es mache zum Beispiel einen Unterschied, ob sich Probanden herausgefordert oder verärgert fühlten. Kritisch ist bei diesen Ansätzen auch anzumerken, dass die emotionalen Zustände – sofern die Effekte der Emotionsinduktion überhaupt geprüft wurden – in der Regel nur auf subjektiver Ebene erfasst wurden. Dies bedeutet, dass das Konstrukt „Emotion“ zwar mehrdimensional definiert, aber ausschließlich eindimensional erfasst wurde (vgl. 1.1.1). Gefühle repräsentieren zwar eine wichtige Komponente innerhalb der Emotionstheorien, was jedoch nicht bedeuten kann, dass emotionale Prozesse auf die Erfassung subjektiver Erfahrungen oder Selbstberichte reduzierbar sind (Cacioppo, 2004; Lang, Rice & Sternbach, 1972).

Viele Forschungsansätze beschränken sich auf die Untersuchung einer geringen Anzahl von Basisemotionen, während auf sekundärer Ebene die Beachtung weiterer Dimensionen, wie die Intensität der emotionalen Aktivierung, Arousalprozesse oder soziale Aspekte (z.B. die wertende Stellungnahme durch andere Personen) von großer Bedeutung sein können (vgl. Peper et al., 2006). Ein alternativer Ansatz besteht in der Untersuchung von Stichproben, welche sich *ohne Anwendung manipulierender Maßnahmen* in ihren Stimmungszuständen bedeutsam unterscheiden: z.B. depressive oder manische Patienten (Mayer & Bower, 1985). Eine Schwierigkeit bei psychopathologischen Stimmungszuständen stellt jedoch die potentielle Konfundierung mit mentalen Krankheitszuständen dar (Mayer, McCormick & Strong, 1995).

Neben den beschriebenen Methodenproblemen sind die traditionellen Verfahren zur Untersuchung von Stimmungskongruenz sowie die neuroendokrinologischen Ansätze mit der Schwierigkeit der *Übertragbarkeit der Laborbefunde auf reale Lebenssituationen* behaftet. Nach Rusting (1999) sind Situationen des realen Lebens von Komplexität und Ambivalenz geprägt, was Interpretationen auf emotionaler Ebene erfordere. Unglücklicherweise beruhe der Großteil existierender Befunde hinsichtlich stimmungskongruenten Lernens auf Laboruntersuchungen, *in denen Interpretationen emotionaler Situationen, die im realen Leben selbstverständlich seien, keinerlei Bedeutung hätten.* Vonnöten seien jedoch Studien, die Stimmungsfluktuationen und emotionale Prozesse über längere Zeiträume hinweg im natürlichen Lebenskontext des Einzelnen untersuchten. In Kombination mit den Ergebnissen kontrollierter Laborexperimente könnten solche Studien zu einem besseren Verständnis stimmungskongruenter Lerneffekte führen.

2.1.3 Multimodales Assessment von Aktivierungszuständen

Im Zuge der multimodalen Erfassung von Aktivierungsprozessen, deren Relevanz bereits diskutiert wurde (vgl. Abschnitt 2.1.2), zeigte sich typischerweise statt konvergenter Aussagen eine „Fraktionierung, Prozessaufgliederung und Desynchronie der hypothetischen Facetten und Subsysteme“ (Fahrenberg, 1987, S. 272). So sagt beispielsweise die subjektive Erfahrung einer emotionalen Beanspruchung nicht automatisch eine gesteigerte Aktivität des sympathischen Nervensystems oder der HPA-Achse voraus (Lupien & Lepage, 2001). Methodische Schwierigkeiten der emotionalen Aktivierungsforschung liegen einerseits in unimodalen Forschungsansätzen, andererseits in der Kovarianzproblematik bei multimodaler Konzeptualisierung (Fahrenberg, 1987).

In Bezug auf die emotionale Modulation von Gedächtnisprozessen erfordert die potentielle Desynchronität der Dimensionen emotionaler Beanspruchungsprozesse zum einen die Untersuchung von Konvergenzen bzw. Divergenzen der Subsysteme und zum anderen die Analyse der Wirkung einzelner emotionaler Parameter und deren Wechselwirkungen hinsichtlich der Gedächtnisleistung.

Die Parameter, welche die emotionale Beanspruchungsreaktion auf physiologischer Ebene abbilden, sollten im Alltagsgeschehen möglichst einfach und zuverlässig registrierbar und eindeutig interpretierbar sein. Beispielsweise können sich bei der Cortisolerhebung im Alltag in Kontingenz mit Gedächtnisaufgaben methodische Schwierigkeiten ergeben: so ist eine kontinuierliche Erfassung des Parameters nicht möglich und die Einhaltung eines minutiös zeitlich festgelegten Ablaufplans zur Entnahme der Speichelproben in natürlichen Beanspruchungssituation bleibt unrealistisch.

Da das Auftreten der emotionalen Ereignisse im Alltaggeschehen in der Regel unvorhersehbar ist, stellt die zirkadiane Rhythmik der endogenen Sezernierung des Hormons, die eine relevante Einflussgröße auf die Gedächtnisperformanz zu sein scheint (vgl. Abschnitt 1.4.4), eine nur schwer kontrollierbare Variable dar. Die Latenzzeit (ca. 30 Minuten) von Beginn der Beanspruchungssituation bis zur Erreichung des Peaks der Cortisolausschüttung bedeutet eine weitere Schwierigkeit bei der Datenerhebung in Alltagssituationen.

2.1.4 Erhöhung der externen Validität

Fahrenberg und Kollegen haben wiederholt auf die Relevanz der „Bewährung“ theoretischen Wissens unter natürlichen Bedingungen hingewiesen (Fahrenberg, Myrtek, Pawlik & Perrez, 2007). Auch für weiterführende Analysen der Zusammenhänge emotionaler Prozesse und Gedächtnisleistungen ist eine zeitnahe und multimodale Erfassung der Konstrukte im natürlichen Lebenskontext von zentraler Bedeutung (Löffler, Braner & Peper, 2007; Peper et al., 2005, 2006).

Die psychologische Datenerfassung hat einen großen Fortschritt durch den Einsatz portabler Kleincomputer erfahren. Beim *Ambulanten Assessment und Monitoring* handelt es sich um Forschungsansätze, die in der Regel über computer-unterstützte Methoden eine Datenerfassung unter Alltagsbedingungen realisieren. Die folgenden Abschnitte geben einen kurzen Überblick über Methodik, Forschungsansätze und Anwendungen des Ambulanten Assessments; für ausführlichere Darstellungen wird jeweils auf die entsprechende Fachliteratur verwiesen.

Die ambulante Datenerhebung hat zunächst in Form sogenannter „Beeper-Studien“, in denen die Probanden über ein akustisches Signal mehrfach in bestimmten zeitlichen Abständen dazu aufgefordert werden, Fragen bezüglich ihrer aktuellen Aktivitäten, Befindlichkeiten, etc., zu beantworten, eine große Bereicherung erfahren. Diese Form der Datenerfassung erlaubte exaktere und gleichzeitig flexiblere Verhaltenserfassungen als dies mit herkömmlichen Papier-und Bleistift-Verfahren möglich ist (Fahrenberg, 1996). In einem Großteil der Arbeiten *im physiologischen Bereich* werden heute häufig 24-Stunden-Aufzeichnungen von Herzfrequenz oder Blutdruck durchgeführt. Neben speziell auf die betreffende Studie zugeschnittenen Equipments, sind Multichannel-Recorder für die simultane Aufzeichnung mehrerer Biosignale verfügbar (Fahrenberg, 1996; Ebner-Priemer & Kubiak, 2007).

Die Registrierung von physiologischen Reaktionen in Kombination mit der Erfassung von Verhaltensänderungen wird durch den Einsatz von Multichannel-Recordern zur Aufzeichnung der physiologischen Signale und von Taschencomputern zur Erhebung von Selbstbeurteilungen realisiert (für eine ausführliche Darstellung der methodischen Besonderheiten und spezifischen Konzeptualisierungen dieser Forschungsrichtung siehe Fahrenberg & Myrtek, 1996). Eine Übersicht aktueller Hard- und Software-Lösungen zum psychologischen und psychophysiologischen Assessment geben Ebner-Priemer und Kubiak (2007). Übersichten über *Anwendungen, Forschungsstrategien und Analysetechniken* des Ambulanten Assessments in unterschiedlichsten Forschungsbereichen geben Fahrenberg und Myrtek (1996, 2001a), Ebner (2004), Myrtek (2004) und Ebner-Priemer (2006).

2.1.5 Zielsetzungen

Zielsetzung der ersten Studie war es, Einflüsse natürlicher bzw. im Alltagsgeschehen entstandener Emotionen auf deklarative Gedächtnisleistungen zu untersuchen, und auf diese Weise einen Beitrag hinsichtlich der offenen Frage zur Übertragbarkeit von Laborbefunden auf reale Lebensbedingungen zu leisten (Löffler, Braner & Peper, 2007; Löffler et al., in prep.; Peper et al., 2005, 2006). Hierbei werden methodisch relevante Aspekte einerseits in der zeitnahen Erhebung subjektiver emotionaler Situationsbewertungen, andererseits in der mehrdimensionalen Erfassung emotional bedeutsamer Ereignisse gesehen; physiologische Reaktionen sollten kontinuierlich und zuverlässig im Alltagsgeschehen registriert werden.

2.2 Fragestellungen und Hypothesen

Einfluss der Valenz der Lernsituation und des Lernmaterials

Einflüsse der emotionalen Valenz von Lernsituation und Lernmaterial auf die Gedächtnisleistung sowie stimmungskongruentes Lernen wurden für unter Alltagsbedingungen entstandene Emotionen untersucht. Auf der Basis der derzeitigen Befundlage werden für positive Stimmungszustände förderliche Wirkungen auf die Gedächtnisleistung erwartet, während bei negativen Affekten mit Gedächtnisbeeinträchtigungen, zumindest in Bezug auf situationsunspezifische Informationen, gerechnet wird (vgl. Abschnitt 1.2.1). Für emotionales Lernmaterial werden im Vergleich zu neutralen Wörtern höhere Erinnerungsleistungen erwartet (vgl. Abschnitt 1.4.3).

Für nicht-experimentell induzierte Stimmungen wurde häufig keine Stimmungskongruenz gefunden (vgl. Kaufman, 1994; Mayer & Bower; 1985; Mayer, McCormick & Strong, 1995). Andererseits gehen Ucros (1989) und Rusting (1998) davon aus, dass natürliche Bedingungen eine geeignete Basis für das Auftreten von stimmungskongruentem Lernen bieten sollen. Für gesunde Probanden kann in positiven Lernkontexten eine höhere Wahrscheinlichkeit für das Auftreten stimmungskongruenter Lernphänomene erwartet werden als unter negativen Lernbedingungen (vgl. Abschnitt 1.2.2.3). Für die freie Reproduktion des gelernten Materials können im Vergleich zur Wiedererkennungsleistung eher Stimmungskongruenzeffekte erwartet werden (Rusting, 1998).

Einflüsse der subjektiven emotionalen (d.h. negativen, positiven oder neutralen) Bewertung der Lernsituation sowie des Lernmaterials auf die freie Reproduktionsleistung hängen auch vom Reproduktionszeitpunkt ab. Das Lernen der Wortlisten wurden zu unterschiedlichen Zeitpunkten, d.h. im Alltag (T1), am darauffolgenden Tag (T2; Labor) und eine Woche später (T3, Labor) untersucht;

die Wiedererkennungsleistung wurde nur einmalig, und zwar nach einer Woche (T3) geprüft. Im Detail können daher folgende Hypothesen formuliert werden:

Hypothese 1: Für Lernsituationen mit positiver emotionaler Valenz werden im Vergleich zu negativen oder neutralen Situationen höhere Gedächtnisleistungen erwartet, während in negativen Lernkontexten mit verminderten Leistungen gerechnet wird.

Hypothese 2: Es wird erwartet, dass emotionales Lernmaterial generell besser erinnert wird als neutrales.

Hypothese 3: Stimmungskongruente Lerneffekte werden insbesondere für positive Emotionen bei freier Reproduktion des Lernmaterials erwartet.

Einfluss der physiologischen Aktivierung zum Lernzeitpunkt

Zusätzlich zur subjektiven Situationsbewertung wurde die Wirkung der physiologischen Beanspruchungsreaktion zum Lernzeitpunkt auf die Gedächtnisleistung und die Interaktion von physiologischer Aktivierung und Valenz des Lernmaterials für negative und positive Lernkontexte geprüft.

Glucocorticoidausschüttungen in hoher Intensität, infolge von emotionalen Beanspruchungsreaktionen werden mit beeinträchtigten Konsolidierungsprozessen assoziiert, emotionale Aktivierungen von geringerer Intensität scheinen eher mit förderlichen Auswirkungen verbunden zu sein. Sowohl für die freie Reproduktion (vgl. 1.4.1) als auch für die Wiedererkennungsleistung (vgl. Hopper et al., 2004; Abercrombie et al., 2003) wird ein parabolischer Zusammenhang zwischen der Intensität der emotionalen Beanspruchungsreaktion und der Performanz postuliert. Förderliche Effekte emotionaler Aktivierung auf die Gedächtnisleistung scheinen sich mit der Länge der Latenzzeit zwischen Lern- und Abrufzeitpunkt zu verstärken (vgl. 1.4.6.1).

Aufgrund der Annahme, dass es sich bei alltäglichen Situationen in der Regel um emotionale Bedingungen von geringer Intensität handelt (vgl. Myrtek, 2004), ist eher mit positiven Auswirkungen der physiologischen Aktivierung zum Lernzeitpunkt auf die Gedächtnisleistungen zu rechnen, die sich insbesondere für Langzeitgedächtnisleistungen zeigen sollte. Starke physiologische Aktivierung sollte sich begünstigend auf das Auftreten von stimmungskongruentem Lernen auswirken (vgl. 1.2.2.3).

Die Präsentation der zu lernenden Liste auf dem vom Probanden mitgeführten Taschencomputer wurde bei ca. der Hälfte der Versuchspersonen von einer physiologischen Beanspruchungsreaktion initiiert, bei den anderen Teilnehmern war der Lernzeitpunkt nicht von physiologischer Aktivierung begleitet (vgl. Abschnitte 2.3.6 und 2.4.3). Die emotionalen Beanspruchungsreaktionen auf physiologischer Ebene wurden über nicht-metabolisch vermittelte Herzfrequenzerhöhungen („additional heart rate"; AHR) operationalisiert (vgl. Abschnitt 2.3.4).

Es wurden Unterschiede in der Gedächtnisleistung zwischen Probanden, deren Lernlisten-Präsentation durch eine AHR ausgelöst worden war, und Versuchspersonen bei denen die Lernbedingung nicht durch eine physiologische Beanspruchungsreaktion initiiert wurde, untersucht. Die erhöhte Auftretenswahrscheinlichkeit für Stimmungskongruenzeffekte aufgrund physiologischer Aktivierung zum Lernzeitpunkt wurde (für positive und negative Lernsituationen getrennt) über die Interaktion „AHR x Valenz des Lernmaterials" geprüft.

Hypothese 4: Es werden höhere Gedächtnisleistungen erwartet, wenn die Lernsituation durch eine physiologische Beanspruchungsreaktion (AHR) initiiert wurde.

Hypothese 5: In Lernsituationen, die von einer physiologischen Beanspruchungsreaktion ausgelöst werden, ist, im Vergleich zu Lernbedingungen ohne eine solche physiologische Aktivierung, eher mit stimmungskongruenten Lerneffekten zu rechnen.

Die folgenden Fragestellungen und Zusammenhänge wurden *explorativ* untersucht: Hinsichtlich der Einflüsse der emotionalen Valenz der Lernsituation und der Intensität der physiologischen Beanspruchungssituation sowie bezüglich der Valenz des Lernmaterials wurden Geschlechtseffekte geprüft. Bei der Dichotomisierung der Probandengruppen (AHR-gesteuerte Präsentation der Lernliste versus Lernbedingung ohne physiologische Aktivierung) blieb die Intensität der emotionalen Aktivierung unberücksichtigt. Folglich wurden zusätzlich die Zusammenhänge zwischen der AHR-Intensität zum Lernzeitpunkt und der Gedächtnisleistung (für negative und positive Lernsituationen) analysiert. Da bei Registrierungen im Alltag emotionale Situationen mit eher geringerer Intensität zu erwarten sind, wurden ausschließlich lineare Zusammenhänge geprüft.

Zusätzlich zur Gedächtnisleistung wurden weitere abhängige Variablen erfasst. Während des Termins zur Prüfung der Wiedererkennungsleistung (T3) wurden EDA (SCR) und Herzfrequenz aufgezeichnet, um die Einflüsse der Valenz der Lernsituation und des Lernmaterials sowie die Wirkung physiologischer Aktivierung (AHR=0 versus AHR≥20) zum vorausgegangenen Lernzeitpunkt (T1) auf diese Maße zu analysieren.

Desweiteren wurden Zusammenhänge zwischen ausgewählten Persönlichkeitsdimensionen (Extraversion und Emotionalität) bzw. zwischen dem Depressivitätsscore und der Gedächtnisleistung unter Berücksichtigung der Valenz des Lernmaterials geprüft.

Aufgrund der häufig gefundenen Divergenzen sowohl im Labor-Feld-Vergleich als auch über unterschiedliche Modalitäten hinweg wurden Kon- bzw. Divergenz aller relevanten Parameter und potentielle Einflüsse von Persönlichkeitsvariablen und Depressivität sowie Geschlechtseffekte untersucht. Dazu wurden Korrelationen zwischen subjektiven Einschätzungen (Befindlichkeit im Feld und Labor), physiologischen Parametern (AHR im Feld; EDA und Herzfrequenz im Labor), behavioralen Parametern (Bewegungsaktivität im Feld; Reaktionszeiten im Labor) Persönlichkeitsdimensionen (Extraversion und Emotionalität) und Depressivität berechnet.

2.3 Methodik

2.3.1 Design

Einflüsse des Reproduktionszeitpunkts (T1, T2, T3), der subjektiven emotionalen Bewertung der Lernsituation (negativ, positiv, neutral) und der Valenz des Lernmaterials (negativ, positiv, neutral) auf die freie Reproduktionsleistung und die Wiedererkennungsleistung sowie die Interaktion von Lernsituation und Lernmaterial (Stimmungskongruenz) wurden mit Hilfe eines reinen Messwiederholungsdesigns untersucht. Da die Wiedererkennungsleistung nur beim dritten Labortermin erfasst wurde, konnte für diese Gedächtnisfunktion der Reproduktionszeitpunkt nicht als unabhängige Variable eingesetzt werden.

Designübersicht:

Faktor 1: Reproduktionszeitpunkt (T1, T2, T3)

Faktor 2: Lernsituation (negative, positive, neutrale Situationen)

Faktor 3: Valenz des Lernmaterials (negative, positive, neutrale Wörter)

Abhängige Variablen: Freie Reproduktions- und Wiedererkennungsleistung.

In einer Reanalyse wurden, separat für positive und negative Lernsituationen, die Einflüsse der physiologischen Beanspruchungsreaktion (AHR=0 versus AHR $\geq$10), über die Aufnahme als Zwischensubjektfaktor (Faktor 2) anstelle der Valenz der Lernsituation, und die Interaktion mit dem Lernmaterial (Faktor 3) auf die Gedächntisleistung zu den drei Reproduktionszeitpunkten (Faktor 1) geprüft.

Zur Überprüfung von Geschlechtseffekten in Bezug auf die Einflüsse der Valenz der Lernsituation und des Lernmaterials sowie hinsichtlich der physiologischen Aktivierung zum Lernzeitpunkt wurde die Organismusvariable „Geschlecht“ als zusätzliche unabhängige Variable (Zwischensubjektfaktor) in die Varianzanalysen aufgenommen.

2.3.2 Statistische Analysen

Die statistischen Analysen zur Überprüfung der Einflüsse des Reproduktionszeitpunkts, der Lernsituation und des Lernmaterials auf die Gedächtnisleistung wurden über dreifaktorielle Varianzanalysen mit Messwiederholung realisiert. Hinsichtlich der Wiedererkennungsleistung, die nur beim dritten Labortermin getestet wurde, wurden die Daten mittels zweifaktoriellen Varianzanalysen analysiert, da der Reproduktionszeitpunkt hier entfiel. Zusammenhangshypothesen wurden über Produkt-Moment-Korrelationen nach Pearson bzw. bei nicht-normalverteilten Variablen über den Spearman-Rangkorrelationskoeffizienten überprüft.

Bezüglich der Effekte der physiologischen Aktivierung (AHR=0 versus AHR≥20) zum Lernzeitpunkt auf die Wiedererkennungsleistung und die physiologischen Reaktionen während der Rekognitionsaufgabe sowie für die Überprüfung von Geschlechtseffekten auf EDA und Herzfrequenz wurden T-Tests für unabhängige Stichproben berechnet. Das Signifikanzniveau wurde auf α=.05 festgelegt, jedoch ggf. die von Cross und Chaffin (1982) empfohlene Korrektur der Bonferroni-Adjustierung berücksichtigt. Bei allen Analysen werden, falls notwendig, die nach Greenhouse-Geisser korrigierten Werte angegeben.

2.3.3 Subjektive Befindlichkeit im Feld

Subjektive Einschätzungen der Befindlichkeit und emotionale Bewertungen der Lernsituationen wurden über Eingaben in einen vom Probanden im Alltag mitgeführten Taschencomputer erfasst. Die Einschätzungen wurden alle 10 bis 20 Minuten gefordert. Die ersten vier Items des unten wiedergegebenen Fragebogens nahmen auf das Umfeld und die ausgeübte Tätigkeit zum Zeitpunkt der jeweiligen Abfrage Bezug. Sie dienten vorrangig der späteren Kontrolle von Störvariablen bzw. der Identifizierung potentieller Varianzquellen und somit der Verbesserung der internen Validität der Untersuchung.

Über Frage 5 sollte (zusätzlich zur physiologischen Parametrisierung) die Intensität einer aktuellen emotionalen Beanspruchungsreaktion auf subjektiver Ebene erfasst werden. Frage 6 bezog sich auf die Valenz eines potentiellen emotionalen Ereignisses, Frage 7 auf dessen wahrgenommene Intensität. Zuletzt standen zur Klassifizierung der momentanen Emotionalität die bekannten Basisemotionen nach Ekman zur Verfügung. Zusätzlich war die Angabe einer potentiellen Schreckreaktion möglich und es bestand die Option, die Situation als neutrale (nicht-emotionale) Situation einzustufen.

Im Folgenden sind die Fragen zum Setting und zur aktuellen Befindlichkeit, die die Probanden während der psychophysiologischen Registrierung im Alltag in regelmäßigen Abständen zu beantworten hatten, aufgelistet:

1. Wo befinden Sie sich gerade?

Uni
zu Hause
unterwegs
sonstiges

2. Was haben Sie gerade vor dem Piepston getan?

freie Texteingabe

3. Empfinden Sie die aktuelle Situation als angenehm?

sehr unangenehm
unangenehm
weder/noch
angenehm
sehr angenehm

4. Welche Personen sind im Moment anwesend?

allein
Partner
Familie
Mitstudenten
Freunde
Fremde
Sonstige

5. Fühlen Sie sich momentan gestresst?

1 2 3 4 5 6 7

6. Wie würden Sie ihre aktuelle Stimmung bewerten?

-3 -2 -1 0 1 2 3

7. Fühlen Sie sich momentan aufgeregt?

1 2 3 4 5 6 7

8. Was empfinden Sie momentan? / Wie fühlen Sie sich momentan?

traurig / Trauer
glücklich / Freude
ängstlich / Furcht
wütend / Ärger
überrascht / Überraschung
angeekelt / Ekel
erschreckt / Entsetzen
keine Emotion

Die Beantwortung von Frage 1, 4 und 8 erfolgte über die Auswahl der zutreffenden Antwortmöglichkeit. Item 2 wurde in freier Texteingabe beantwortet. Bei Frage 3 wurde die Einschätzung über eine fünfstufige bipolare Ratingskala realisiert. Für die Angaben zu Frage 5 und 7 stand eine unipolare siebenstufige Skala zur Verfügung; die Ankerpunkte waren mit „gar nicht" und „völlig" benannt. Item 6 wurde mit Hilfe einer bipolaren siebenstufigen Ratingskala bewertet; die Ankerpunkte waren mit „negativ" und „positiv" benannt, während die mittlere Antwortmöglichkeit als „neutral" definiert war.

2.3.4 Psychophysiologische Aktivierung im Feld

Die physiologische Komponente emotionaler Aktivierung unter Alltagsbedingungen wurde über die „Additional heart rate" (AHR) operationalisiert. AHR-Reaktionen sind Anstiege der Herzfrequenz, die nicht durch körperliche Aktivität bedingt sind, sondern aus emotionaler oder mentaler Beanspruchung resultieren. Bei der Berechnung der AHR werden die metabolischen Herzfrequenzanstiege aus der beobachteten Herzfrequenz online eliminiert (Myrtek, Foerster & Brügner, 2001).

Diese Eliminierung aktivitätsbezogener Anteile der Herzfrequenzanstiege hat besonders in Feldstudien, in denen sich die Probanden in der Regel vollkommen frei bewegen, eine hohe Relevanz. Die AHR wird auf Minutenbasis ermittelt. Als Baseline, von der aus die Herzfrequenzanstiege gemessen werden, diente jeweils der Mittelwert der drei Minutenwerte unmittelbar vor der aktuellen Minute (Myrtek, Foerster & Brügner, 2001). Zur Ermittlung der AHR der aktuellen Minute wird ein Score gebildet, der den Wert darstellt, um den die aktuelle Herzfrequenzerhöhung den definierten Mindestanstieg ($\geq$ 3 bpm; bei fehlender Bewegungsaktivität) überschreitet.

Damit die Herzfrequenzerhöhung als AHR codiert wird, darf der Anstieg der Bewegungsaktivität (im Vergleich zum Mittelwert des Bewegungslevels der vergangenen drei Minuten) jedoch nicht größer als 10 Einheiten sein. Der ermittelte AHR-Wert wird mit 10 multipliziert, um ganze Zahlen zu erhalten. Die Bewegungsaktivität wird über zwei Beschleunigungsaufnehmer (drei Achsen am Sternum, eine Achse oberhalb des Knies) erfasst. Der Gesamtscore der Bewegungsaktivität wird über die Addition der Beträge der vier Vektor-Komponenten online ermittelt und anschließend logarithmiert (für eine detaillierte Beschreibung des Algorithmus zur Online-Bestimmung der AHR siehe Myrtek, Foerster & Brügner, 2001; S. 20-22).

2.3.5 Erfassung subjektiver und physiologischer Parameter im Feld

Subjektive und physiologische Parameter wurden mit dem Freiburger Monitoring System (FMS) erfasst. Das von Myrtek und Mitarbeitern entwickelte Messsystem erlaubt eine multimodale Erfassung emotionaler Beanspruchungsreaktionen im natürlichen Lebenskontext (Myrtek, Foerster & Brügner, 2001). Das Kernstück des FMS ist ein physiologisches Datenaufzeichnungsgerät (Vitaport 2), das über den oben beschriebenen Berechnungs-Algorithmus für Herzfrequenz-Daten verfügt. Dieser Algorithmus erlaubt eine Online-Analyse der Herzfrequenz und Bewegungsaktivität und die Ermittlung von Herzfrequenzerhöhungen, welche nicht auf einen Anstieg der Bewegungsaktivität zurückführbar sind (AHR) (Myrtek, Foerster & Brügner, 2001).

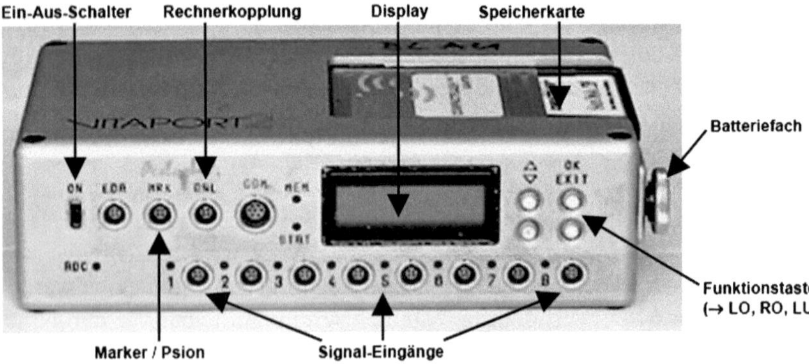

Abb. 1: Der VITAPORT-2-Datenrekorder.

Beim Auftreten einer Episode mit AHR wurde der Proband durch ein akustisches Signal dazu aufgefordert, Fragen zu beantworten, die auf dem Display eines tragbaren Taschencomputers (PSION) präsentiert werden. Neben AHR-getriggerten Abfragen wurden, zur Erhebung einer Kontrollstichprobe und zur Vermeidung von Konditionierungseffekten, Zufallsrückmeldungen, die nicht durch AHRs ausgelöst wurden, im Verhältnis 3:1 eingestreut. Die subjektiven Einschätzungen wurden in Abständen zwischen 10 und 20 Minuten abgefragt (Myrtek, 2004; Myrtek, Foerster & Brügner, 2001).

Der Hauptvorteil des FMS liegt in der Einfachheit der Registrierung: Es werden ausschließlich Herzfrequenz und Bewegungsaktivität gemessen. Im Gegensatz zu anderen Biosignalen sind beide Parameter bei korrekter Handhabung nahezu artefaktfrei erfassbar und eindeutig interpretierbar. Bei der Herzfrequenz, die als sensitiv für alle psychischen und physischen Belastungen gilt, handelt es sich zudem um das stärkste Biosignal. Ein weiterer Vorteil ist darin zu sehen, dass die Probanden durch die Messvorrichtung kaum behindert werden und sich des Messvorgangs während des Monitorings nicht ständig bewusst sind.

Mit dem FMS wurden bereits über 1300 Personen untersucht. Eine Testung der Kurzzeitreliabilität an 31 Herz-Kreislauf-Patienten erbrachte für Wiederholungsmessungen hohe Koeffizienten, die für die Herzfrequenz (bei der Messung im Abstand von fünf Minuten) in derselben Größenordnung wie jene aus Laboruntersuchungen lagen. In einer Studie an 27 Patienten waren die Stabilitätskoeffizienten, bei Test-Retest-Intervallen zwischen fünf und 16 Tagen (Durchschnitt elf Tage), sogar höher als die aus Labormessungen.

Zur Validitätsprüfung des FMS wurden ca. 500 Personen (Fabrikarbeiter, Lokführer, Busfahrer, Schulkinder, Studenten, etc.) unter Alltagsbedingungen untersucht. Desweiteren wurden Laborexperimente durchgeführt, in denen emotionales Arousal z.B. mit Hilfe von Filmausschnitten, induziert wurde. Die Ergebnisse der verschiedenen Studien zeigen, dass die Herzfrequenz ein Indikator der Gesamtbeanspruchung zu sein scheint; die gemessene Bewegungsaktivität spiegelt die körperliche Beanspruchungskomponente wider; die AHR repräsentiert einen validen Indikator der emotionalen Beanspruchungskomponente (Myrtek, 2004; Myrtek, Foerster & Brügner, 2001).

Die Akzeptanz der computerunterstützten Datenerfassung im Alltag scheint zumindest bei Patienten und bezahlten Probanden höher zu sein als zu erwarten wäre. Als besonders störend werden zu häufige Abfragen im Alltag empfunden, vor allem dann, wenn eine interessante Tätigkeit unterbrochen werden muss. Die Reaktivität aufgrund der Untersuchung scheint bei Feldstudien nicht höher zu sein als bei Laborexperimenten, jedoch gilt es im Rahmen von Feldstudien spezifische Reaktivitätsaspekte zu beachten, wie z.B. das Vermeiden bestimmter Alltagssituationen im Laufe der Registrierung, während für Laboruntersuchungen wiederum andere Formen der Reaktivitätsbildung bedeutsam sind, die für die Datenerhebung im Feld keine Rolle spielen (für eine ausführlichere Darstellung siehe Fahrenberg, 1996).

Hardware- und Software-Komponenten

Herzstück des FMS stellt ein Datenrekorder dar, mit dem physiologische Signale aufgezeichnet, online mit subjektiven Datensätzen zusammengeführt und weiterverarbeitet werden können. Bei dem in der vorliegenden Arbeit verwendeten Gerät (siehe Abb. 1) handelt es sich um einen VITAPORT-2-Datenrecorder der Firma Becker Meditec (Karlsruhe). Der Datenrekorder wird über ein Verbindungskabel mit einem Pocket-PC (PSION Serie 3a; siehe Abb. 2) verbunden, mit dem die subjektiven Daten erfasst und das Lernmaterial präsentiert wurde.

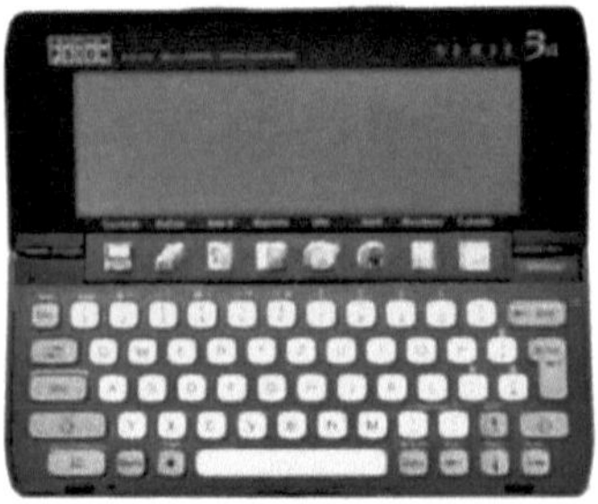

Abb. 2: PSION der Serie 3a.

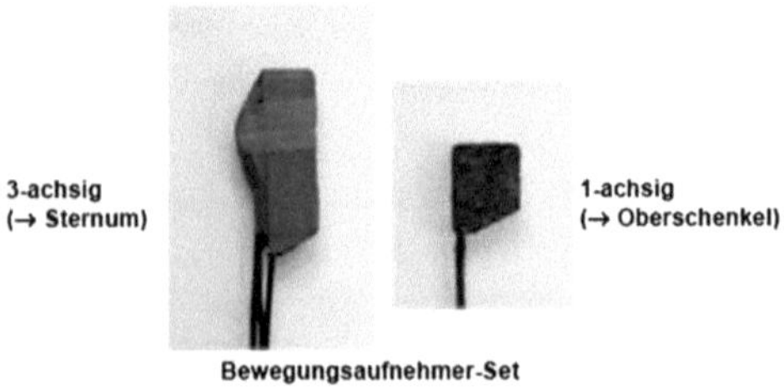

Abb. 3: Accelerosensoren.

Herzfrequenzveränderungen werden zu einem Großteil durch Bewegungsaktivitäten verursacht. Die energetische Komponente der Beanspruchung wird im FMS mittels zweier Accelerosensoren (ein dreiachsiger Sensor am Sternum und ein einachsiger am Oberschenkel) erfasst (siehe Abb. 3 und 4).

Die Erfassung der emotionalen Beanspruchung wird über die Online-Analyse von Herzfrequenz (2 Ableitungen, jeweils bipolar über Brustwandelektroden; siehe Abb. 4) und die Bewegungsaktivität realisiert. Diese beiden Parameter werden so zueinander in Beziehung gesetzt, dass sich Herzfrequenzerhöhungen, die nicht durch Bewegungsaktivität bedingt sind (AHR), ermitteln lassen (ausführlichere Informationen bezüglich der verwendeten Hardware-Komponenten finden sich in Braner, 2005; Fahrenberg, Hüttner & Leonhart, 2001; Myrtek, Foerster und Brügner, 2001). Der Algorithmus zur Bestimmung der AHR lässt sich aus Myrtek, Foerster und Brügner (2001, S. 21ff.) nachvollziehen.

Das Programm „Variograf" (Becker Meditec) dient zur Steuerung und Konfiguration des Vitaport-2-Recorders und zur Datenübertragung auf den PC. Für den Rückmelde-Algorithmus wurden von Müller, Foerster und Hüttner spezielle Online-Programme („SPIL") entwickelt.

Die Datenanalyse, Artefaktkontrolle und Datenkorrektur erfolgte mit „BIO 29/30" (Foerster, 2003) und SAS® 9.1 (SAS Institute Inc., Cary, NC, USA). Zur Erfassung der psychologischen Daten wurde von Brügner (1998) das Programm MONITOR für den Pocket-PC der PSION Serie 3a erstellt. Programmanpassungen mit Generierung neuer Module wurden von Hüttner (2002) realisiert (für weitergehende Informationen zur FMS-Software siehe Braner, 2005; Myrtek, Foerster & Brügner, 2001).

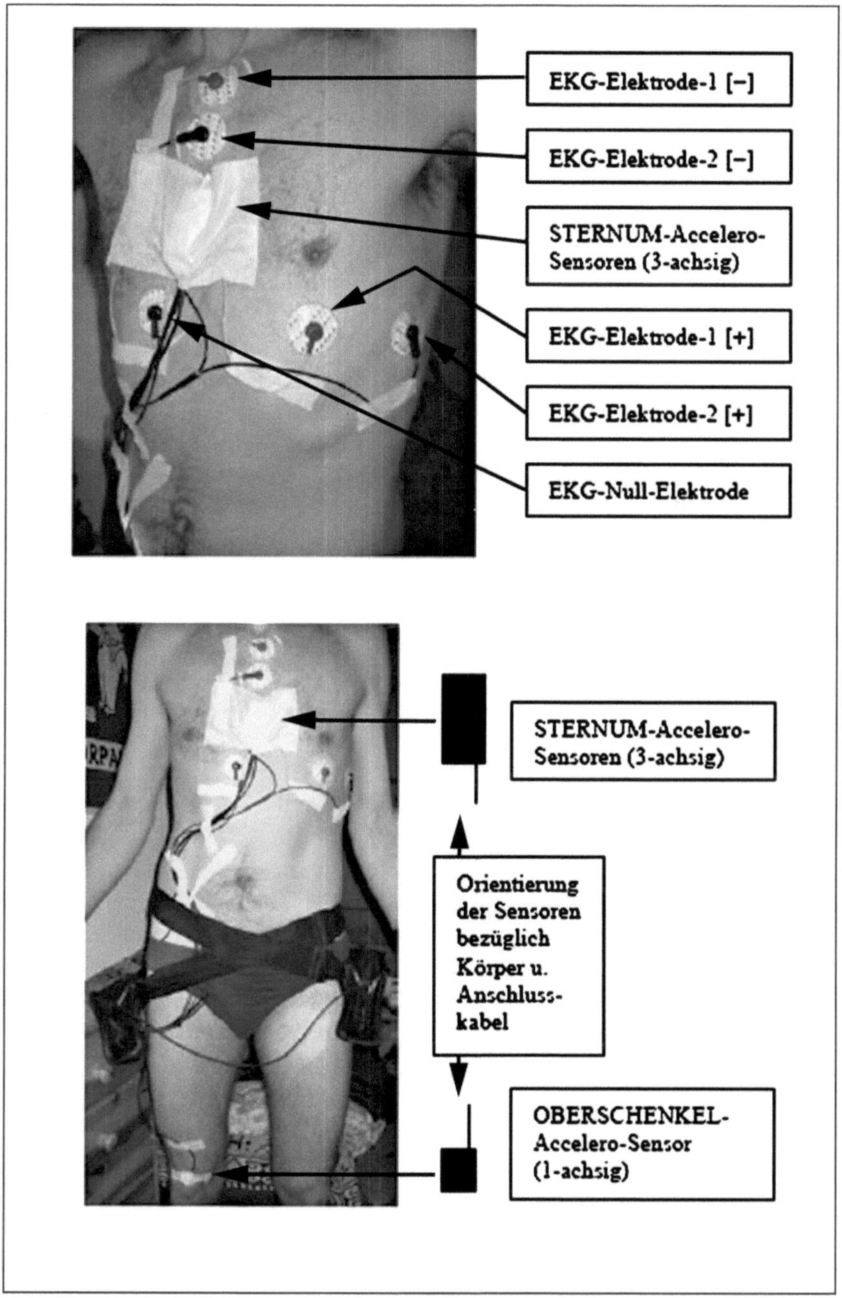

Abb. 4: Plazierung der Elektroden und Bewegungsaufnehmer.

2.3.6 Lernsituationen und Lernmaterial

Die vorliegende Arbeit setzt das FMS erstmalig in einem erweiterten Anwendungsbereich ein: emotionale Aktivierungszustände werden hier in Kontingenz mit deklarativen Gedächtnisleistungen erfasst. Die Präsentation der zu lernenden Wortlisten wurde über die Eingabe zur aktuell empfundenen Emotion (vgl. Abschnitt 2.3.3) getriggert. Nach Beendigung der Befindlichkeitsabfrage auf dem Taschencomputer blieben dem Probanden 60 Sekunden Zeit, um potentielle Störquellen auszuschalten oder sich ggf. an einen ruhigen Ort zum Lernen zu begeben. Der Zeitraum zwischen Ende der Befindlichkeitsabfrage und Beginn der Präsentation des Lernmaterials wurde mit dem Ziel, den aktuellen emotionalen Zustand möglichst aufrecht zu erhalten, absichtlich sehr kurz gewählt.

Eine Wortliste wurde jeweils in einer positiv bewerteten Situation (Freude), in einer negativen Stimmungslage (Trauer, Angst, Wut, Ekel oder Entsetzen) und in einer neutralen Bedingung (keine Emotion) zum Lernen dargeboten. Die Listenpräsentation erfolgte jedoch nur nach erstmaliger Angabe des entsprechenden emotionalen Zustandes; wurde beispielsweise zum zweiten oder dritten Mal im Laufe der 24-Stunden-Registrierung eine negative Stimmungslage angegeben, erfolgte keine Präsentation. Da erst innerhalb der Sekundäranalyse der Daten ersichtlich wurde, ob die entsprechende Abfrage von einer AHR ausgelöst worden war oder ob es sich um eine zufallsgesteuerte Abfrage gehandelt hatte, ergaben sich die folgenden sechs potentiellen Lernsituationen: negative Lernsituation mit oder ohne AHR, positive Situation mit oder ohne AHR, sowie neutrale Situation mit oder ohne AHR.

Die zu lernenden Listen bestanden aus jeweils 30 Substantiven, die dem Handbuch deutschsprachiger Wortnormen von Hager und Hasselhorn (1994) entnommen worden waren. Zehn der Wörter wiesen positive Valenz auf, weitere zehn waren negativ getönt, bei den restlichen zehn handelte es sich um neutrale Substantive. Insgesamt standen sechs gleichwertige Listen zur Verfügung. Univariate Varianzanalysen belegten die Gleichwertigkeit der zu lernenden Listen hinsichtlich Valenz, Erregungsgrad, Bildhaftigkeit und Wortlänge; Bildhaftigkeit und Erregungsgrad fielen bei den neutralen Wörtern minimal geringer aus. Bezüglich der Valenz wurde bei den emotionalen Wörtern eine möglichst hohe Ausprägung und bei den neutralen Wörtern ein Wert möglichst nahe Null angestrebt. Die Normwerte der Substantive hinsichtlich der als relevant erachteten Einflussgrößen (Valenz, Erregungsgrad, Bildhaftigkeit, Wortlänge) waren ebenfalls dem Handbuch von Hager und Hasselhorn (1994) entnommen.

Es ergaben sich die folgenden Präsentationen des Lernmaterials (siehe Tabelle 1), jedoch unter der Voraussetzung, dass der entsprechende emotionale Zustand wurde vom Probanden während der 24-Stunden-Registrierung erlebt und entsprechend angegeben.

Lernsituation mit Negativer Valenz		Lernsituation mit Positiver Valenz		Neutrale Lernsituation	
mit AHR	ohne AHR	mit AHR	ohne AHR	mit AHR	ohne AHR
Liste 1 30 Wörter 10 mit negativer Valenz 10 mit positiver Valenz 10 neutrale Wörter		Liste 2 30 Wörter 10 mit negativer Valenz 10 mit positiver Valenz 10 neutrale Wörter		Liste 3 30 Wörter 10 mit negativer Valenz 10 mit positiver Valenz 10 neutrale Wörter	

Tabelle 1: Lernsituationen und Lernmaterial

Die Wörter wurden in Sechsergruppen auf dem Display des Taschencomputers präsentiert. Aufgrund eines Vortests (drei Proberegistrierungen mit Studierenden) schien eine fünfmalige Präsentation der Wörter mit 15 Sekunden Darbietungszeit pro Sechserblock sinnvoll. Die Listen wurden den drei potentiellen Lernbedingungen (negative Valenz, positive Valenz, neutrale Situation) jeweils zufällig zugeordnet, die Reihenfolge der Wörter innerhalb der Listen wurden für jeden Probanden neu bestimmt, außerdem wurde die Reihenfolge der Substantive in jeder der fünf Lerndurchgänge permutiert. Im Anschluss an jeden der fünf Präsentationsdurchgänge sollte vom Probanden angegeben werden, ob die Liste gelernt wurde. Am Ende der Gedächtnisaufgabe wurde über eine siebenstufige Ratingskala das Ausmaß der Störungen bzw. Ablenkungen während des Lernens abgefragt.

2.3.7 Subjektive Befindlichkeit im Labor

Während der Labortermine (T2, T3) wurde zusätzlich zu den Befindlichkeitsitems der Taschencomputer-Abfrage mittels einer Paper-Pencil-Version des *Mehrdimensionalen Befindlichkeitsfragebogen* (MDBF; Steyer, Schwenkmezger, Notz & Eid, 1997) die aktuelle Stimmung, subjektive Müdigkeit und innere Unruhe erfasst. Der MDBF erfasst mit 24 Items drei bipolare Dimensionen der aktuellen Befindlichkeit: Gute-Schlechte Stimmung, Wachheit-Müdigkeit und Ruhe-Unruhe (Steyer et al., 1997). Die interne Konsistenz der einzelnen Skalen, über Cronbachs Alpha ermittelt, liegt zwischen .86 und .94. Validitätsstudien wurden über faktorenanalytische Ansätze, Interkorrelationen und Korrelationen mit Trait-Skalen zur Befindlichkeit durchgeführt.

2.3.8 Physiologische Aktivierung im Labor

Emotionale Aktivierungsprozesse im Labor wurden zusätzlich über die *Elektrodermale Aktivität* (EDA) operationalisiert. Als phasische Anteile der EDA, die von tonischen Verläufen zu unterscheiden sind, werden elektrodermale Reaktionen auf auslösende Reize bezeichnet (*skin conductance reactions*; SCRs). Spontanfluktuationen (*non-specific skin conductance reactions*; NS.SCRs) lassen sich hingegen nicht auf spezifische auslösende Reize zurückführen (Boucsein, 1988; Schandry, 1981; Vossel, 1990).

Die *phasischen SCRs* wurde gemäß den Kriterien von Boucsein (1988) parametrisiert. Die Reizcodierung erfolgte innerhalb eines Zeitfensters von 1 bis 4 Sekunden nach Reizpräsentation. Antizipatorische Reaktionen wurden nicht berücksichtigt. Reaktionen, die zu Beginn des definierten Zeitintervalls schon am Abfallen waren und innerhalb des Zeitfensters nicht mehr anstiegen, wurden als Nullreaktionen definiert. Das Amplitudenkriterium wurde auf 0.05 μS festgelegt; Atem-Artefakte wurden kontrolliert. Abschließend erfolgte eine Logarithmierung der Daten [log (SCR+1)].

Elektrodermale Spontanfluktuationen wurden über Antizipationen und Fluktuationen, die nicht innerhalb des Zeitfensters für phasische Hautleitwertreaktionen auftraten, parametrisiert. Spontanfluktuationen wurden gemäß den Kriterien von Vossel (1990) codiert (>0.02 μS). Die Frequenz der unspezifischen elektrodermalen Reaktionen wurde auf ein Zeitintervall von einer Minute bezogen.

Zusätzlich zur EDA wurde während der Wiedererkennungsaufgabe die *Herzfrequenz* aufgezeichnet, einem Indikator für Arousalzustände (Myrtek, 2004). Für stimulusabhängige Dezelerationen und Akzelerationen der Herzfrequenz wurde ein Zeitfenster von 0.5 bis 3 Sekunden nach Reizpräsentation gewählt und diese in Bezug zu einer Prästimulus-Baseline (2 Sekunden) gesetzt.

Physiologische Datenaufzeichnung im Labor

Die Aufzeichnung und Auswertung der physiologischen Daten (Herzfrequenz, EDA, Atmung) wurden mit einem MP30-Koppler und der Software Biopac (Biopac System Inc., Santa Barbara) realisiert. Die bipolare Ableitung der EDA erfolgte mit gesinterten Silber-Silberchlorid-Elektroden und isotonischer Elektrodenpaste. Diese wurden auf Daumen- und Kleinfingerballen der nichtdominanten Hand angebracht, nachdem die Haut mit Äthylalkohol gereinigt worden war (vgl. Boucsein, 1988). Zur Habituation dienten die ersten zehn Stimuluspräsentationen. Die Probanden beantworteten die Fragebögen im Untersuchungsraum und auch die Reproduktionsaufgabe wurde dort durchgeführt, so dass die Versuchspersonen zu Untersuchungsbeginn an die Raumtemperatur (M=24 ± 4°C) akklimatisiert waren. Für die EKG-Ableitung (Ableitung II nach Einthoven) wurden selbstklebende EKG-Elektroden verwendet. Die Atmungskontrolle erfolgte über einen Atemgurt, welcher im Brust- bzw. Bauchbereich angelegt wurde.

2.3.9 Erfassung der Gedächtnisleistung

2.3.9.1 Freie Reproduktion

Die Gedächtnisleistung wurde zu drei Testzeitpunkten (T1, T2, T3) über die Anzahl korrekt reproduzierter Wörter (aus den zu lernenden Wortlisten) ermittelt. Zusätzlich wurden zur Überprüfung, in welchem Ausmaß gelerntes Material innerhalb von einer Woche wieder vergessen wurde, Differenzen der Reproduktionsleistung zum T3-Testzeitpunkt und derjenigen zum T1-Zeitpunkt gebildet. Die Reproduktion des erinnerten Lernmaterials erfolgte durch das Aufsprechen der Wörter auf ein digitales Diktiergerät mit Markierung der Aufnahmezeiten (Sony IC Recorder ICD-SX20).

Die erste Reproduktion der Wörter wurde im Alltag, direkt nach dem Lernen der jeweiligen Liste, angefordert. Dies entsprach einerseits einer Erfassung der Arbeitsgedächtnisleistung, andererseits wirkte dies jedoch auch als Encodierungshilfe für das längerfristige Behalten des Lernmaterials. Da Konsolidierungsprozesse über Stunden und Tage andauern können, wurden zur Untersuchung von längerfristigen Gedächtniseffekten am Morgen nach der Registrierung und eine Woche später weitere Abrufphasen durchgeführt.

Sowohl Taschencomputer als auch Diktiergerät verfügten über eine Uhr. Somit konnte das Zeitintervall, das jeweils zwischen dem Lernzeitpunkt und dem Zeitpunkt, zu dem die Wörter das erste Mal reproduziert wurden, im Nachhinein kontrolliert werden: Keiner der Probanden hatte vor Ende der Gedächtnisaufgabe, d.h. mit Blick auf die präsentierten Wörter mit der freien Reproduktion begonnen. Nahezu alle Probanden hatten die Reproduktion der Wörter noch in derselben oder der darauffolgenden Minute nach Ende der Listenpräsentation begonnen. In fünf Fällen handelte es sich um längere Zeitintervalle von 2, 3, 5, 14 und 28 Minuten. Die zweite Reproduktion der Wörter erfolgte in allen Fällen am Tag nach der 24-Stunden-Registrierung (im Labor). Der Abstand zwischen Lernzeitpunkt und drittem Reproduktionszeitpunkt (ebenfalls im Labor) betrug in der Regel sechs bis acht Tage; bei zwei Probanden waren es neun Tage.

2.3.9.2 Rekognition

Die Wiedererkennungsleistung, die nur zum dritten Testzeitpunkt (T3) geprüft wurde, wurde über die Wiedererkennungsleistung in Form von richtig wiedererkannten Items (relativ zur maximal möglichen Gesamtleistung pro Liste), korrigiert bezüglich der Ratetendenz (durch Abziehen der „Falsch-Positiven") operationalisiert. Zusätzlich wurde die Reaktionszeit in Millisekunden ermittelt.

Insgesamt standen sechs Wortlisten zur Verfügung (vgl. Abschnitt 2.3.6). Das Stimulusmaterial setzte sich aus Zielitems und Distraktoren zusammen. Bei den Zielitems handelte es sich um die Substantive, die der Versuchsperson eine Woche zuvor, während der 24-Stunden-Registrierung im Alltag präsentiert worden waren. Als Distraktoren fungierten die Wörter der restlichen Listen. Sofern die Testperson drei Listen gelernt hatte, bestand das Reizmaterial aus 50 Prozent Zielitems und 50 Prozent Distraktoren. Hatten die Probanden, aufgrund entsprechender Emotionsangaben während der Registrierung im Feld, nur zwei Listen gesehen, betrug die Anzahl der Zielitems 33 Prozent. 30 Probanden hatten eine Wortliste in allen drei Lernkontexten (positiv, negativ, neutral) gelernt.

Das wiederzuerkennende Reizmaterial wurde mit einem 17 Zoll Belinea Monitor präsentiert. Die Programmsteuerung erfolgte mit dem Programm ERTS (Experimental Run Time System, BeriSoft, Frankfurt a.M.). Zur Vermeidung von Ermüdungseffekten wurden den Probanden vier verschiedene Sequenzen, die sich in der Reihenfolge der sukzessiv dargebotenen Wörter unterschieden, zufällig zugeordnet. Die gesamte Aufgabe bestand aus 190 Durchgängen. Zehn Übungsdurchgänge gingen nicht in die Bewertung ein. Nach 100 Durchgängen erfolgte eine fünfminütige Pause. Die Gesamtdauer des Experiments betrug 32 Minuten.

Ein Durchgang umfasste folgende Ereignisse: Darbietung des Fixationskreuz, Reizpräsentation (300 ms), Registrierung der physiologischen Daten in einem Zeitabschnitt bis 5000 ms nach Reizpräsentation; anschließend Reaktionszeitfenster für behaviorale Reaktionen (2000 ms); Intertrialinterval mit Fixationskreuz, etc. Zur Vermeidung von Bewegungsartefakten bei der Registrierung der physiologischen Daten, sollte die Entscheidung, ob das jeweils dargebotene Wort in den Listenpräsentationen im Alltag gezeigt worden war (durch Drücken der Reaktionstaste) erst 5 s nach Reizpräsentation getroffen werden. Reaktionen nach Ende des definierten Reaktionsfensters wurden als Auslassungsfehler gezählt; ebenso, wenn kein Tastendruck erfolgte.

Das Experiment wurde in einem ruhigen, abgedunkelten Raum durchgeführt. Die visuelle Reizdarbietung erfolgte innerhalb einer abgeschirmten Einblick-Box; der Monitor war ca. 1 m von der Versuchsperson entfernt. Zur Konstanthaltung des Sehwinkels (3.6°) und zur Vermeidung von Kopfbewegungen wurden Kinn und Stirn des Probanden auf eine Stütze aufgelegt. Die Videoüberwachung wurde über eine CCD-Kamera mit Infrarot LEDs, die im Abschirmgestell angebracht war, realisiert. Versuchssteuerungs- und Messdatenrechner sowie der Monitor zur Kontrolle der Datenerhebung befanden sich in einem separaten Raum.

2.3.10 Persönlichkeitseigenschaften und Depressivität

Freiburger Persönlichkeitsinventar (Revision)

Extraversion und Emotionalität wurden mit dem *Freiburger Persönlichkeitsinventar* (FPI-R; Fahrenberg, Hampel & Selg, 2001) erfasst. Die interne Konsistenz (Cronbachs Alpha) der einzelnen Skalen liegt zwischen .73 und .83. Zahlreiche Arbeiten (faktorenanalytische Ansätze, itemmetrische Analysen, konfirmatorische Clusteranalysen) belegen eine hohe interne Validität. Die empirische Validität ist über Korrelationen mit Selbst- und Fremdeinstufungen, weiteren Persönlichkeitsfragebögen und Statusmerkmalen gesichert.

Allgemeine Depressionsskala (ADS)

Ein Depressivitäts-Kennwert wurde mit der *Allgemeinen Depressionsskala* gewonnen (ADS; Hautzinger & Bailer, 1993). Die ADS ist sowohl für den Einsatz bei klinischen als auch bei nicht-klinischen Stichproben geeignet. Es werden die folgenden Depressionssymptome erfragt: Verunsicherung, Erschöpfung, Hoffnungslosigkeit, Selbstabwertung, Niedergeschlagenheit, Einsamkeit, Traurigkeit, Antriebslosigkeit, Weinen, Rückzug und Angst. Bezugszeitraum stellt die vergangene Woche dar. Die innere Konsistenz liegt bei r=.89. Die empirische Validität ist über Korrelationen mit anderen Depressionsfragebögen belegt (r =.90).

2.3.11 Prozedur

Untersuchung I umfasste insgesamt drei Labortermine und eine 24-Stunden-Registrierung im Alltag (vgl. Tabelle 2).

T1: 24-Stunden-Registrierung unter Alltagsbedingungen - Im Abstand von 10-20 Minuten Erfassung subjektiver Einschätzungen (Setting, Befindlichkeit) über Eingaben in den mitgeführten Taschencomputer Registrierung physiologischer Daten (HR, AHR, Aktivität) auf Minutenbasis (FMS) - Lernen einer Wortliste in positiver, negativer und neutraler Situation - Erste freie Reproduktion direkt im Anschluss an das Lernen jeder Wortliste
T2: Labortermin 2 (am Folgetag) - Beendigung der 24-Stunden-Registrierung (Abnahme der Geräte) - Nachbefragung - Fragebögen - Zweite Reproduktion der gelernten Wörter
T3: Labortermin 3 (ca. eine Woche später) - Fragebögen - Dritte Reproduktion der gelernten Wörter - Rekognitionsaufgabe mit physiologischer Registrierung

Tabelle 2: Versuchsablauf.

2.3.12 Stichprobe

Nach informierter schriftlicher Zustimmung nahmen insgesamt 70 Personen an der Untersuchung teil. Es konnten jedoch nur 65 Datensätze in die Analysen einbezogen werden, da zwei Probanden vorzeitig abgebrachen und drei Datensätze aufgrund technischer Probleme mit dem ambulanten Messsystem nicht verwendet werden konnten. 33 Versuchspersonen waren weiblich, 32 männlich. Das durchschnittliche Alter betrug 25,3 Jahre (Range: 18 bis 45 Jahre). Bei 55 Probanden handelte es sich um Studierende der Albert-Ludwigs-Universität Freiburg. 36 Teilnehmer waren Studierende einer Geisteswissenschaft, vier studierten eine Naturwissenschaft, bei 15 Personen handelte es sich um Psychologie-Studentinnen im Grundstudium. Einer der Probanden war Student der Schauspielschule Freiburg. Zwei Probanden waren Doktoranden. Desweiteren nahmen vier Abiturienten und drei berufstätige Personen teil.

Von 5 der 65 Probanden waren die Gedächtnisdaten nicht zu verwenden: vier Personen hatten wichtige Details der Instruktionen zum Lernen und Reproduzieren der Wortlisten nicht befolgt, eine Person hatte aufgrund ihrer Emotionsratings nur eine Liste in neutralem Kontext gelernt. Potentielle Stimmungsänderungen bzw. Reaktanzerscheinungen aufgrund der Ankündigung der Gedächtnisaufgabe (auf dem Display des Taschencomputers) wurden innerhalb einer Nachbefragung (nach Beendigung der 24-Stunden-Registrierung) eruiert. Die Probanden wurden dabei nochmals hinsichtlich potentieller Störungen während des Lernens der Listen befragt. Für die Lernsituationen mit positiver Valenz wurden weitere sieben Versuchspersonen aufgrund starker Störungen, die nach Aussagen der Betroffenen das Lernen nahezu verunmöglichten oder wegen starker Stimmungsänderungen aufgrund der Aufforderung zum Listenlernen selbst nicht in die Stichprobe aufgenommen.

2.4 Ergebnisse

2.4.1 Angaben zu Setting und Befindlichkeit

2.4.1.1 Emotionsangaben während der 24-Stunden-Registrierung

Die Dauer der psychophysiologischen Registrierungen im Alltag betrug zwischen 20 und 24 Stunden. Sowohl Männer als auch Frauen gaben in mehr als der Hälfte der Abfragen keine Emotion an (Männer: 58.76%; Frauen: 53.70%). Die am häufigsten genannte Emotion war Freude (Männer: 28.69%; Frauen: 24.77%). Negative Emotionen wurden relativ selten empfunden: Trauer (Männer: 4.96%; Frauen: 5.32%), Ärger (Männer: 4.89%; Frauen: 7.79%), Furcht (Männer: 0.66%; Frauen: 4.09%), Entsetzen (Männer: 0.44%; Frauen: 1.00%)

und Ekel (Männer: 0.22%; Frauen: 0.15%). Überraschung wurde von den Männern in 1.39%, von den Frauen in 3.16% der Fälle angegeben. Die männlichen Teilnehmer gaben während der 24-Stunden-Registrierung am häufigsten keine Emotion an ($\chi^2(2)=482.94$; $p=.0001$), die restlichen Situationsbewertungen waren in 29.1% der Fälle positiv und in 11.3% der Fälle negativ. Die Angaben zum momentanen emotionalen Zustand waren bei den Frauen ebenfalls überwiegend neutral ($\chi^2(2)=484.68$; $p=.0001$), positive Emotionen (25.5%) wurden etwas häufiger als negative (19%) angegeben.

2.4.1.2 Befindlichkeitsangaben während des Listenlernens

Die am häufigsten genannte negative Emotion zum Zeitpunkt des Listenlernens war Ärger (17%), wesentlich seltener wurde Furcht (5%) oder Trauer (4%) empfunden, jeweils zwei Mal wurde Ekel und Entsetzen angegeben (je 1%). In 1% der Fälle waren die Probanden überrascht.

Befindlichkeit		Neg. Sit.		Pos. Sit.		Neut. Sit.		F	P
		Mean	SD	Mean	SD	Mean	SD		
Stimmung		-0.4	1.3	1.7	0.8	0.9	1.0	77.96	.0001
Subj. Beanspruchung		3.9	1.4	2.0	1.0	2.5	1.2	25.84	.0001
Männer	Stimmung	-0.6	0.8	1.4	0.8	0.8	0.7	25.92	.0001
	Beanspr.	3.7	1.3	2.2	0.8	2.4	1.0	58.15	.0001
Frauen	Stimmung	-0.3	1.5	1.9	0.8	1.0	1.2	4.70	.02
	Beanspr.	4.0	1.5	1.9	1.2	2.7	1.3	22.19	.0001

Tabelle 3: Subjektive Befindlichkeit zu den Lernzeitpunkten (aufgeteilt nach emotionaler Valenz); die Stimmungsangaben waren über eine bipolare Skala (-3 bis +3) vorzunehmen, die subjektive Beanspruchung über eine unipolare Skala von 1-7 einzuschätzen.

Die Angaben zur aktuellen Stimmungslage und zur Emotionalität waren sowohl bei Männern als auch bei Frauen gleichartig: Hatten die Probanden eine negative *Basisemotion* angegeben, so war auch die Stimmungsbewertung bedeutend negativer als bei positiven Emotionen; desweiteren war während negativer Emotionalität sowohl bei Männern als auch bei Frauen das Empfinden subjektiver Beanspruchung am höchsten, bei positiver Emotionalität dagegen am geringsten (vgl. Tabelle 3).

2.4.1.3 Settings

In Tabelle 4 sind die Aktivitäten, die von den Probanden unmittelbar vor dem Lernen der Wortlisten angegeben wurden, aufgelistet. In den ausgeübten Tätigkeiten zeichneten sich geschlechtsspezifische Unterschiede ab (vgl. Tabelle 4).

Die Probanden hielten sich während des Listenlernens überwiegend zu Hause auf (57%). In 51% der Fälle waren während des Lernens keine weiteren Personen anwesend. In Situationen mit positiver Valenz waren die Probanden weniger alleine und mehr unterwegs im Vergleich zu negativen und neutralen Situationen.

Settings und vorausgehende Aktivitäten	Männer	Frauen
Unterwegs (zu Fuß, Fahrrad, Straßenbahn, Auto, Zug)	13.85%	14.47%
Computerarbeit / Internet	13.85%	3.95%
Telefonieren / SMS	12.31%	6.58%
Hausarbeit	10.77%	15.79%
Arbeiten / Jobben (Nachhilfe, Gartenarbeit, etc.)	9.23%	1.32%
Essen, Trinken	7.69%	6.58%
Fernsehen, Musik-/ Radiohören	6.15%	0.00%
Lernen, Referatsvorbereitung, Anfertigen von Hausarbeiten	6.15%	5.26%
Lesen / Fotos anschauen	4.62%	6.58%
Gespräch	3.08%	13.16%
Freizeitaktivitäten (Freunde treffen, Musizieren, Tanzen, etc.)	3.08%	1.32%
Lehrveranstaltung / Besprechung mit Dozenten	1.54%	6.58%
Körperpflege, WC, Umziehen	1.54%	5.26%
Entspannen, Ausruhen	1.54%	0.00%
Schreiben / Zeichnen	1.54%	0.00%
Erledigen von organisatorischen Tätigkeiten für die Uni	1.54%	5.26%
Sitzungen (Elternabend, etc.) / Wartezimmer (Arzt)	1.54%	0.00%
Einkaufen	0.00%	3.95%
Lerngruppe	0.00%	1.32%
Beschäftigung mit Haustieren	0.00%	2.63%

Tabelle 4: *Aktivitäten, die dem Lernen unmittelbar vorausgingen. Da für Männer und Frauen die Gesamtanzahl der Lernsituationen in Abhängigkeit von den Emotionsangaben unterschiedlich war (vgl. Abschnitte 2.3.6 und 2.4.4.1), wurde die Häufigkeit der einzelnen Tätigkeiten für die Männer an der Gesamtanzahl der Lernsituationen der Männer relativiert, entsprechend wurde bei den Aktivitäten der Frauen vorgegangen.*

2.4.2 Effekte der Wahrnehmung der Lernsituation und des Lernmaterials

2.4.2.1 Freie Reproduktionsleistung

Aufgrund des Messwiederholungsdesigns wurden innerhalb dieser Analysen Probanden, denen aufgrund ihrer Angaben zur momentanen Befindlichkeit nicht die vollständige Listenanzahl präsentiert worden war, nicht berücksichtigt. Die Einflüsse der Valenz der Lernsituation und des Lernmaterials auf die Gedächtnisleistung konnten an 29 Personen analysiert werden, die drei Listen (jeweils eine in negativer, positiver und neutraler Situation) gelernt hatten. Diese selegierte Stichprobe unterschied sich von den übrigen Probanden nicht hinsichtlich des Alters (t(64)=0.42; p=.78). Die Geschlechtsverteilung war in den beiden Teilstichproben jedoch unterschiedlich (χ^2(1)=4.06; p=.044), da die selegierte Stichprobe aus 10 Männern und 19 Frauen bestand und die nicht-selegierte Gruppe sich aus 22 Männern und 15 Frauen zusammensetzte. Tendentiell zeigten die beiden Teilgruppen auch eine unterschiedliche Extraversion (t(58)=1.97; p=.053) und Emotionalität (t(58)=-1.81; p=.075). Dies bedeutet, dass diejenigen Probanden, die aufgrund ihrer Emotionsangaben alle drei Listen gelernt hatten, tendetiell introvertierter waren (MW 7.00, SD 2.48 vs. MW 8.43, SD 2.76) und eine höhere Emotionalität aufwiesen (MW 7.29, SD 3.22 vs. MW 5.69, SD 3.56); der Depressivitätswert beider Gruppen unterschied sich nicht (t(62)=-0.74; p=.463).

Der *Reproduktionszeitpunkt* hatte einen signifikanten Einfluss (F(1.49, 41.66)=177.8; p=.0001) auf die Gedächtnisleistung; die Anzahl korrekt reproduzierter Wörter nahm mit dem zeitlichen Abstand zwischen Lern- und Reproduktionszeitpunkt ab. Die durchschnittliche Anzahl korrekt reproduzierter Wörter betrug zum ersten Reproduktionszeitpunkt 45.66 (SD 14.3), zum zweiten Testzeitpunkt 23.83 (SD 13.46) und bei der dritten freien Reproduktion 19.24 (SD 12.63).

Bezüglich der emotionalen *Valenz der Lernsituation* (*Hypothese 1)* konnte kein bedeutsamer Einfluss auf die Reproduktionsleistung nachgewiesen werden (F(1.98, 55.41)=1.1; p=.34). Wurde die Lernsituation als zweifach gestufter Faktor einbezogen (emotionale vs. neutrale Bedingung), so ergab sich ein hoch signifikanter Lernvorteil für emotionale Lernsituationen (F(1, 28)=56.67; p=.0001).

Hinsichtlich der *Valenz des Lernmaterials* (*Hypothese 2*) ergab sich der folgende Befund: Wörter mit emotionaler Valenz wurden besser erinnert als neutrale Substantive (F(1.89, 52.95)=8.71; p=.001; vgl. Abb. 6a). Es zeichnete sich jedoch keine bedeutsame Wechselwirkung zwischen der Valenz der Lernsituation und des Lernmaterials ab. Dies bedeutet, dass ein *stimmungskongruenter Lerneffekt* (*Hypothese 3*) nicht nachgewiesen werden konnte (F(3.57, 99.89)=0.65; p=.61).

Zusätzlich wurde die *Differenz der Gedächtnisleistung zwischen dritter und erster Reproduktion* betrachtet: es zeigte sich ein signifikanter Haupteffekt für Valenz der Lernsituation (F(1.54, 43.1)=3.69; p=.04); Wörter, die unter neutralen Bedingungen gelernt worden waren, unterlagen einem stärkeren Vergessen als Material, das die Probanden in emotional bedeutsamen Situationen gelernt hatten (vgl. Abb. 5a). Es ergab sich kein bedeutsamer Effekt bezüglich der Valenz des Lernmaterials (F(1.96, 54,75)=0.65; p=.52). Die Wechselwirkung Situation x Material erlangte ebenfalls keine Signifikanz (F(3.39, 95.02)=0.73; p=.55).

2.4.2.2 Rekognitionsleistung

Wiedererkennungsleistung

Bezüglich des Einflusses der *Valenz der Lernsituation* (*Hypothese 1*) zeigte sich, dass Wörter, die in positiven Lernsituationen gelernt worden waren, besser wiedererkannt wurden als Wörter, die sich die Probanden unter neutralen Bedingungen eingeprägt hatten (F(1.9, 56.85)=3.58; p=.037; vgl. Abb. 5b). Ein bedeutsamer Haupteffekt für *Valenz des Lernmaterials* (*Hypothese 2*) deutete darauf hin, dass für negative Wörter die besten Leistungen erzielt wurden, während positives Material am schlechtesten wiedererkannt wurde (F(1.67, 50.21)=29.3; p=.0001; vgl. Abb. 6b). Der *Interaktionseffekt Lernmaterial x Lernsituation* war nicht signifikant (F(3.15, 94.55)=1.52; p=.21), so dass *Hypothese 3* auch für das Wiedererkennen nicht bestätigt werden konnte.

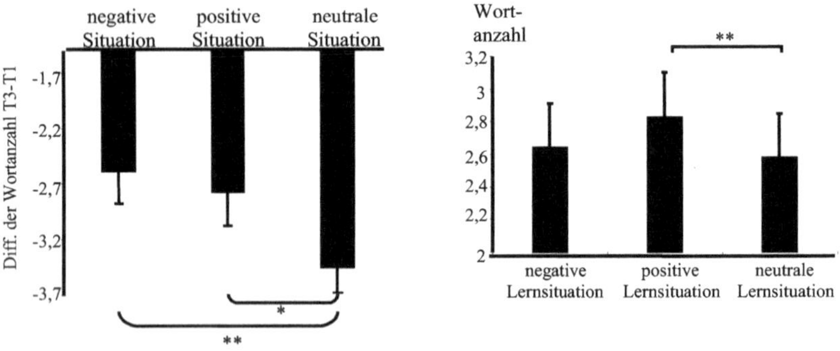

Abb. 5ab: (a) Differenzen der Recall-Leistungen (T3-T1); (b) Rekognitionsleistungen zum Zeitpunkt T3, jeweils für Lernsituationen mit unterschiedlicher Valenz.

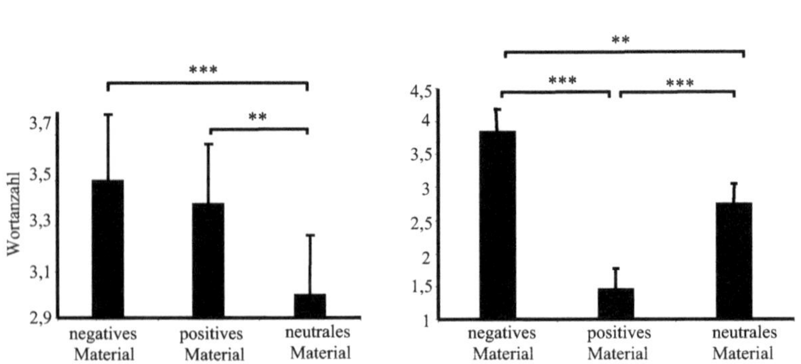

Abb. 6ab: (a) Recall-Leistungen gemittelt über die drei Reproduktions-Zeitpunkte; (b) Rekognitionsleistungen zum Zeitpunkt T3, jeweils für Lernmaterial mit negativer, positiver und neutraler Valenz.

Reaktionszeiten

Für die Reaktionszeiten ergaben sich keine bedeutsamen Unterschiede hinsichtlich Lernsituation (F(1.6, 48.13)=1.45; p=.24), Valenz des Lernmaterials (F(1.84, 55.16)=1.6; p=.21) und Interaktion Material x Situation (F(2.91, 87.27)=0.13, p=.94).

2.4.3 Effekte der situativen psychophysiologischen Aktivierung und des Lernmaterials

Für die emotionalen Lernsituationen wurden Gedächtniseffekte auch unter Berücksichtigung der physiologischen Aktivierung (AHR) zum Lernzeitpunkt untersucht. In Lernsituationen mit negativer Valenz war die Präsentation der Wortliste bei 23 Probanden durch eine AHR ausgelöst worden, 22 Versuchspersonen zeigten keinen Anstieg der physiologischen Aktivierung zum Lernzeitpunkt. Die restlichen Untersuchungsteilnehmer hatten keine negative Emotion während der 24-Stunden-Registrierung angegeben. 25 Lernsituationen mit positiver Valenz waren durch eine AHR initiiert worden, bei 19 Probanden wurde zum Zeitpunkt, zu dem die Präsentation der Wortliste ausgelöst wurde, keine AHR registriert. Die restlichen Untersuchungsteilnehmer hatten keine positive Emotion während der 24-Stunden-Registrierung erlebt. Lernsituationen mit positiver und negativer Valenz unterschieden sich hinsichtlich der AHR-Intensität nicht signifikant (t(99)=-.57; p=.572).

2.4.3.1 Freie Reproduktionsleistung

Lernsituationen mit negativer Valenz

Mit zunehmendem zeitlichen Abstand zwischen Lern- und Reproduktionszeitpunkt verminderte sich die Reproduktionsleistung (F(1.36, 58.58)=119.5; p=.0001) erwartungsentsprechend. Es zeigte sich kein bedeutsamer Einfluss der *physiologischen Aktivierung zum Lernzeitpunkt* (*Hypothese 4*) auf die Reproduktionsleistung (F(1, 43)=0.55; p=.46). *Stimmungskongruente Lerneffekte* (*Hypothese 5*) wurden nicht gefunden; weder der Haupteffekt Material (F(1.92, 82.6)=0.45; p=.63) noch die Wechselwirkung Material x AHR (F(1.92, 82.6)=1.13; p=.32) waren statistisch bedeutsam.

Lernsituationen mit positiver Valenz

Für positive Lernsituationen zeigte sich ebenfalls die erwartungsentsprechende Verschlechterung der Reproduktionsleistung mit zunehmender Latenzzeit zwischen Lern- und Reproduktionszeitpunkt (F(1.38, 58.11)=100.9; p=.0001). Die *physiologische Aktivierung* zum Abfragezeitpunkt der Liste (*Hypothese 4*) hatte keine bedeutsame Wirkung auf die Gedächtnisleistung (F(1,42)=.003; p=.96).

Hinweise auf *Stimmungskongruenz* (*Hypothese 5*) wurden nicht gefunden. Für die Valenz des Lernmaterials ergab sich zwar ein signifikanter Effekt (F(1.82, 76.29)=5.89; p=.005), die Gedächtnisleistungen unterschieden sich aber nur hinsichtlich emotionalem und neutralem Material bedeutsam, da emotionale Wörter wiederum besser erinnert wurden.

Die *Wechselwirkung Material x AHR* war marginal signifikant (F(1.82, 76.29)=2.66; p=.08): wurde die Lernsituation durch eine AHR initiiert, ergab sich ein Lernvorteil für negatives Material, war die Listenpräsentation jedoch nicht von einer AHR ausgelöst worden, zeigte sich ein stimmungskongruenter Lerneffekt.

2.4.3.2 Rekognitionsleistung

Es zeigten sich keine bedeutsamen Effekte physiologischer Aktivierung (AHR=0 vs. AHR $\geq$ 20) zum Lernzeitpunkt, weder in Bezug auf die Wiedererkennungsleistung (t(28)=1.11; p=.27), noch hinsichtlich der Reaktionszeit (t(28)=-0.96; p=.35).

2.4.3.3 Re-Analysen

Analysen ohne Einbezug des neutralen Lernmaterials

Aufgrund der Annahme, dass ein relativ großer Varianzanteil durch neutrales Lernmaterial gebunden wird, wurden zusätzliche Analysen ohne den Einbezug dieser Komponente berechnet.

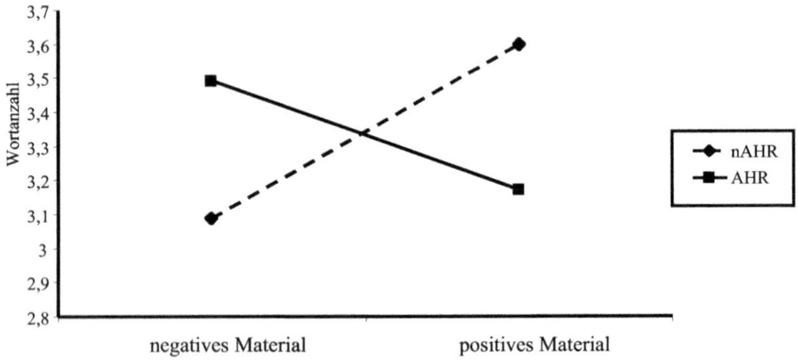

Abb. 7: *Stimmungskongruente und stimmungsinkongruente Lerneffekte in positivem Lernkontext in Abhängigkeit von der physiologischen Aktivierung zum Lernzeitpunkt*

Es ergab sich eine bedeutsame Interaktion von Lernmaterial x AHR (F(1,42)= 5.06; p=.03) für positive Lernsituationen: war die zu lernende Liste von einer AHR ausgelöst worden, ergab sich ein Lernvorteil für negatives Material, war der Triggerzeitpunkt der Wortliste jedoch nicht von einer AHR (nAHR) begleitet, zeigte sich stimmungskongruentes Lernen (siehe Abb. 7).

Re-Analyse von Extremgruppen der psychophysiologischen Aktivierung

Innerhalb von zwei weiteren Varianzanalysen wurden durch Bildung von Extremgruppen die Einflüsse der Intensität der emotionalen Aktivierung auf die Gedächtnisleistung sowie auf stimmungskongruentes Lernen geprüft. Die durchschnittliche AHR-Intensität (für alle Probanden) zu den Lernzeitpunkten, die von physiologischer Aktivierung begleitet waren, lag bei 17.84 AHR-Einheiten. Die Probanden für die Gruppe mit der stärksten emotionalen Aktivierung zum Lernzeitpunkt wurden so ausgewählt, dass die Darbietung der Lernliste durch eine AHR von mindestens 20 AHR-Einheiten ausgelöst worden war (vgl. Abb. 8). Die Extremgruppe für die Lernsituation mit negativer emotionaler Valenz (N=11) wies einen Mittelwert von 26 AHR-Einheiten und ein Maximum von 55 AHR-Einheiten auf. Die Extremgruppe für die Lernsituation mit positiver Valenz (N=10) erreichte einen Mittelwert von 25.5 AHR-Einheiten und einen Maximalwert von 40 AHR-Einheiten. Die jeweilige Kontrollgruppe bestand aus Probanden, deren Lernlisten *nicht* durch eine AHR ausgelöst worden waren (AHR=0). Kontroll- und Extremgruppe wurden hinsichtlich subjektiv empfundener Störungen während des Lernens, Anzahl an Lerndurchgängen und Reihenfolge der emotionalen Lernsituationen parallelisiert.

Die Extremgruppe für die Lernbedingung mit *negativer Valenz* bestand aus zwei Männern und neun Frauen, die Kontrollgruppe setzte sich aus drei Männern und acht Frauen zusammen. Die beiden Gruppen unterschieden sich nicht hinsichtlich Extraversion (t(16)=.9; p=.14), Emotionalität (t(17)=1.57; p=.13) und Depressivität (t(19)=.37; p=.71).

Die Extremgruppe für die Lernbedingung mit *positiver Valenz* bestand aus sechs Männern und vier Frauen, die Kontrollgruppe setzte sich aus vier Männern und sechs Frauen zusammen. Die beiden Gruppen unterschieden sich nicht hinsichtlich Extraversion (t(17)=.67; p=.95), Emotionalität (t(17)=.83; p=.46) und Depressivität (t(18)=1.16; p=.26).

Lernsituationen mit negativer Valenz

Der Haupteffekt Reproduktionszeitpunkt erlangte Signifikanz (F(1.36, 27.26)=48.57; p=.0001), die Interaktion mit der AHR zum Lernzeitpunkt war nicht bedeutsam F(1.36, 27.26)=1.04; p=.362). Der Haupteffekt Material (F(2, 40)=0.74; p=.483), sowie der Haupteffekt AHR (F(1, 20)=0.01; p=.946) waren ebenfalls nicht signifikant. Es ergab sich jedoch eine bedeutsame Interaktion zwischen Lernmaterial und AHR zum Lernzeitpunkt (F(2, 40)=3.26; p=.049); Stimmungskongruentes Lernen war dann nachweisbar, wenn die emotional negative Lernbedingung von physiologischer Aktivierung begleitet war (siehe Abb. 9).

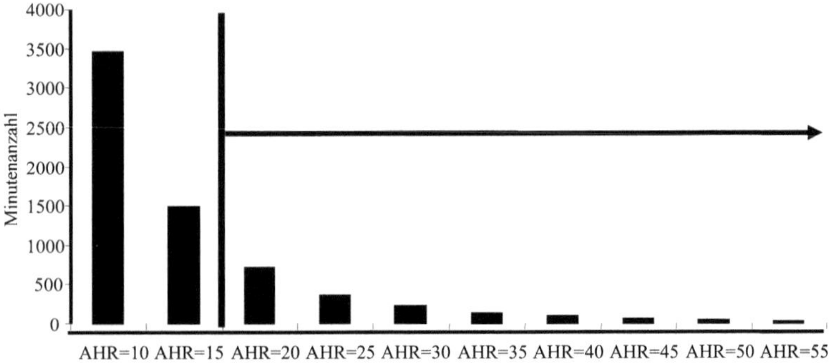

Abb. 8: *Die AHR-Intensität zu den Lernzeitpunkten (10 bis 55 AHR-Einheiten) ist für die Bedingung AHR>0 auf der x-Achse dargestellt; zusätzlich ist der Intensitätsabschnitt eingezeichnet, über den sich die Extremgruppen erstreckten (20 bis 55 AHR-Einheiten: →). Auf der y-Achse ist die Minutenanzahl (der gesamten Registrierung) aufgetragen, zu der die AHR die entsprechende Intensität (x-Achse) aufwies. Die AHR-Intensität über alle Registrierungen hinweg erstreckte sich von 0 bis 105 AHR-Einheiten; in 41930 Minuten war keine AHR vorhanden, in einem Fall ergab sich eine AHR von 105.*

Lernsituationen mit positiver Valenz

Die beiden Haupteffekte Reproduktionszeitpunkt (F(1.33, 23.97)=30.7; p=.0001) und Material (F(1.82, 32.68)=8.46; p=.001) erlangten Signifikanz. AHR (F(1, 18)=0.27; p=.612) sowie Material x AHR (F(1.82, 32.69)=0.42; p=.642) waren nicht signifikant. Für Lernsituationen mit positiver Valenz zeigte sich somit, unabhängig von der Arousal-Intensität zum Lernzeitpunkt, stimmungskongruentes Lernen (siehe Abb. 10).

2.4.4 Explorative Analysen

2.4.4.1 Geschlechtseffekte

17 Männer und 28 Frauen gaben während der 24-Stunden-Registrierung mindestens eine negative Emotion an. Bei den Männern waren 41.18% der Lernbedingungen mit negativer Valenz von einer AHR begleitet, bei den Frauen 46.43%; die Verteilungen unterschieden sich nicht signifikant ($\chi^2(1)=.65$; p=.42). 25

Männer und 27 Frauen erlebten mindestens ein Mal Freude. Bei den männlichen Probanden waren 54.55% der Lernbedingungen mit positiver Valenz von einer AHR begleitet, bei den weiblichen 59.09%; die Verteilungen unterschieden sich nicht signifikant ($\chi^2(1)=.93$; p=.761). Für Frauen und Männer ergaben sich keine bedeutsamen Unterschiede hinsichtlich der AHR-Intensität zum Zeitpunkt der Lernlistenpräsentation, weder für Lernsituationen mit negativer Valenz (t(46)=.22; p=.826) noch für positive Lernbedingungen (t(52)=.39; p=.699).

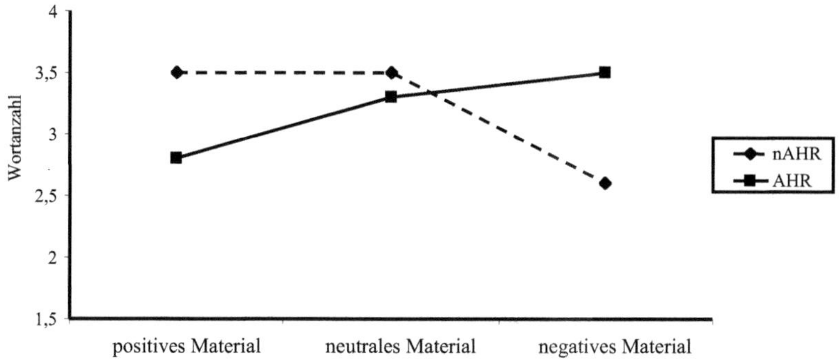

Abb. 9: Stimmungskongruente und stimmungsinkongruente Lerneffekte in Lernsituationen mit negativer Valenz in Abhängigkeit von der physiologischen Aktivierung.

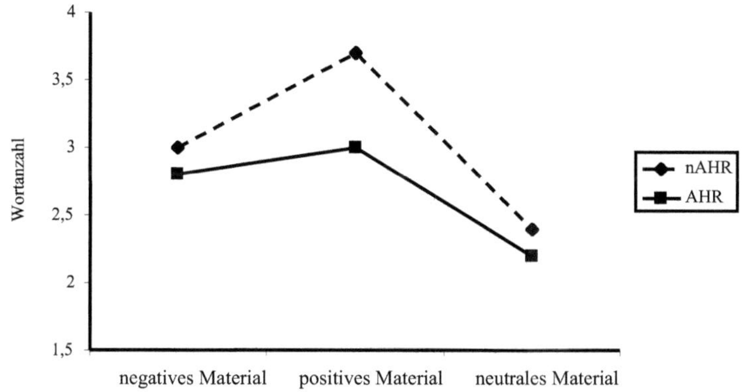

Abb. 10: Stimmungskongruente Lerneffekte in Lernsituationen mit positiver Valenz.

Geschlechtseffekte hinsichtlich der Einflüsse von Lernsituation und -material

In diese Analysen konnten nur die Probanden einbezogen werden, die mindestens eine positive und eine negative Emotion sowie einen neutralen Zustand während der 24-Stunden-Registrierung angegeben hatten (10 Männer; 19 Frauen). Hinsichtlich der freien *Reproduktionsleistung* zeigten sich folgende Ergebnisse: Hinsichtlich des Geschlechts ($F(1, 27)=2.43$; $p=.138$) zeichnete sich kein bedeutsamer Effekt ab. Die Interaktion Geschlecht x Lernsituation war jedoch marginal signifikant ($F(2, 53.98)=2.55$; $p=.087$); für den unmittelbaren Abruf erreichte die Wechselwirkung Signifikanz (siehe folgender Abschnitt). Emotionales Material wurde besser erinnert als neutrales ($F(1.89, 51.15)=7.46$; $p=.002$), es ergab sich jedoch keine bedeutsame Wechselwirkung mit dem Faktor Geschlecht ($F(1.89, 51.15)=0.21$; $p=.800$). Zwischen Lernsituation, Lernmaterial und Geschlecht ergab sich keine bedeutsame Interaktion ($F(3.5, 94.55)=0.88$; $p=.47$), d.h. es zeigten sich keine Geschlechtseffekte hinsichtlich stimmungskongruenten Lernens.

Bei den separaten Analysen von *unmittelbarem Abruf des Lernmaterials und Langzeitgedächtnisleistungen* ergaben sich für negative Lernsituationen, im Vergleich mit den anderen Bedingungen, Beeinträchtigungen beim unmittelbaren Abruf ($F(1.94, 52.35)=5.12$; $p=.01$). Bezüglich dieses Effektes scheint jedoch das Geschlecht ein relevanter Einflussfaktor zu sein ($F(1.94, 52.35)=7.06$; $p=.002$): Während Männer unter emotional negativen Bedingungen die schlechtesten Gedächtnisleistungen bei unmittelbarem Abruf zeigten, lernten Frauen in negativ getönten Situationen nicht schlechter als unter positiven oder neutralen Bedingungen (siehe Abb. 11).

Hinsichtlich emotionalen Materials zeigte sich für den unmittelbaren Abruf ein Lernvorteil gegenüber neutralem Material ($F(1.74, 47.1)=6.1$; $p=.006$), jedoch unabhängig vom Geschlecht.

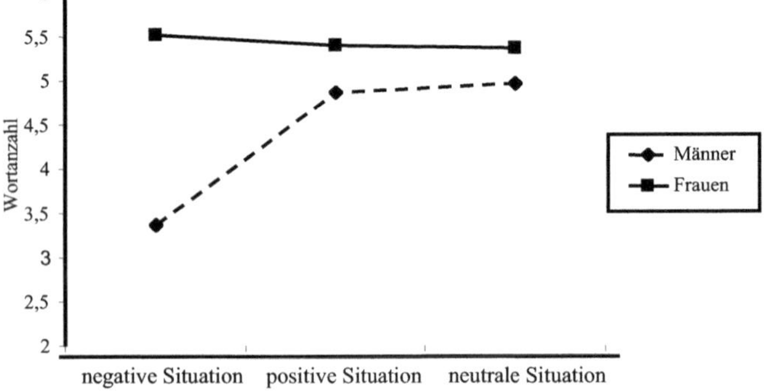

Abb. 11: Geschlechtseffekte hinsichtlich des unmittelbaren Abrufs in negativen Lernkontexten.

Geschlechtseffekte bezüglich der situativen physiologischen Aktivierung

Lernbedingung mit negativer Valenz. Es ergaben sich keine Geschlechtseffekte bezüglich der Gesamtreproduktionsleistung ($F(1, 41)=2.12$; $p=.153$), Interaktionen mit dem Lernmaterial ($F(1.92, 78.72)=0.35$; $p=.695$) und mit der physiologischen Aktivierung (AHR) zum Lernzeitpunkt ($F(1, 41)=1.12$; $p=.296$) waren nicht bedeutsam, auch die zweifache Wechselwirkung Geschlecht x Lernmaterial x AHR ($F(1.92, 78.72)=0.46$; $p=.628$) war nicht signifikant.

Lernbedingung mit positiver Valenz. Mit Ausnahme des marginal signifikanten Haupteffekts Geschlecht ($F(1, 40)=3.99$; $p=.053$), der bei unmittelbarem Abruf signifikant wurde ($F(1, 40)=6.74$; $p=.013$), erlangten Geschlechtseffekte keine statistische Bedeutsamkeit: Material x Geschlecht ($F(1.78, 71.27)=0.09$; $p=.891$), AHR x Geschlecht ($F(1, 40)=0.02$; $p=.885$) und Material x AHR x Geschlecht ($F(1.78, 71.27)=0.98$; $p=.374$).

Separate Analysen für Männer und Frauen

Für die Frauen war bei unmittelbarem Abruf eine relevante Interaktion in positivem Lernkontext signifikant: Material x AHR ($F(1.62, 32.48)=3.66$; $p=.045$); war die zu lernende Liste nicht durch eine AHR initiiert worden (nAHR), konnte stimmungskongruentes Lernen nachgewiesen werden, war die Lernsituation jedoch durch eine physiologische Aktivierung ausgelöst worden (AHR) ergab sich ein gegenläufiger Effekt (vgl. Abb. 12).

2.4.4.2 Zusammenhänge zwischen der Intensität der physiologischen Aktivierung und der Reproduktionsleistung

Es zeigten sich keine bedeutsamen Zusammenhänge ($r \leq .15$) zwischen der AHR-Intensität zum Lernzeitpunkt und der Gesamtreproduktionsleistung (unmittelbarer Abruf und Langzeitgedächtnis). Korrelationen zwischen AHR-Intensität und Valenz der reproduzierten Wörter waren ebenfalls nicht signifikant.

Zur Prüfung der Effekte emotionaler Aktivierung hinsichtlich der Erinnerung von Lernmaterial mit positiver, negativer oder neutraler Valenz wurden die entsprechenden Datensätze nochmals korreliert, jedoch wurde zuvor die Anzahl reproduzierter Wörter mit positiver, negativer und neutraler Valenz jeweils an der Gesamtreproduktionsleistung des Probanden relativiert. Mit Hilfe dieser Vorgehensweise sollte vermieden werden, dass die Behaltensleistung für Lernmaterial mit einer bestimmten emotionalen Valenz aufgrund einer generellen (valenzunabhängigen) guten Gedächtnisleistung des Probanden überschätzt bzw. aufgrund einer generell schlechten Leistung unterschätzt wurde. Es ergaben sich jedoch auch für diese Berechnungsweise keine bedeutsamen Zusammenhänge.

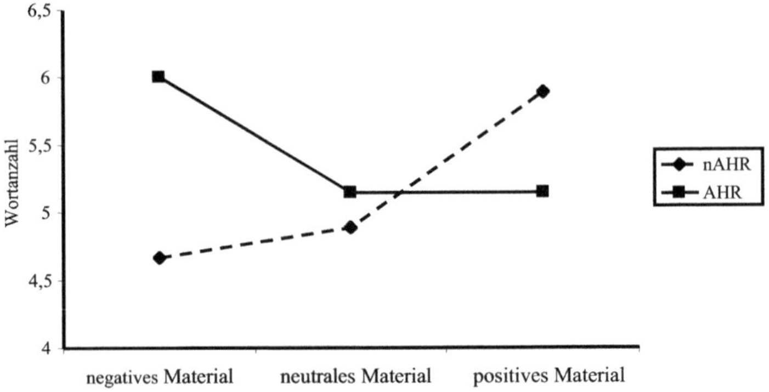

Abb. 12: *Stimmungskongruente bzw. stimmungsinkongruente Lerneffekte bei Frauen in positiven Lernkontexten in Abhängigkeit von der physiologischen Aktivierung.*

2.4.4.3 Physiologische Reaktionen während des Wiedererkennens des gelernten Materials

Einfluss der Valenz von Lernsituation und -material auf SCR und Herzfrequenz

Bei der Präsentation von Lernmaterial mit negativer Valenz war die *elektrodermale Reaktion* (MW 0.52 µS; SD 0.14 µS), im Vergleich zu positiven Wörtern (MW 0.65 µS; SD 0.16 µS) oder neutralen Wörtern (MW 0.65 µS; SD 0.16 µS) schwächer ausgeprägt (F(1.98, 59.35)=3.76; p=.029). Der Haupteffekt Situation (F(1.81, 54.27)=1.01; p=.364) war statistisch nicht bedeutsam, während die Interaktion Situation x Material (F(2.9, 86.86)=2.17; p=.099) marginal signifikant war (N=31). Bei der Präsentation von stimmungskongruentem Material, welches unter negativen Bedingungen gelernt wurde, war die elektrodermale Reaktion tendenziell geringer als bei der Präsentation von stimmungsinkongruentem Material. Hinsichtlich der *Herzfrequenz* ergaben sich keine bedeutsamen Effekte (N=31): Material (F(1.84, 55.25)=0.65; p=.513), Situation (F(1.98, 59.47)=0.58; p=.562) und Material x Situation (F(3.63, 108.92)=1.67, p=.169).

2.4.4.4 Persönlichkeitseigenschaften und Depressivität

Zwischen der Ausprägung in der Persönlichkeitsdimension Extraversion und der Reproduktionsleistung waren keine bedeutsamen Zusammenhänge nachweisbar. Es zeigte sich jedoch eine positive Korrelation zwischen Emotionalität und der Gedächtnisleistung bei unmittelbarem Abruf (r=.61; p=.005) und ein negativer Zusammenhang mit der Gedächtnisleistung für neutrale Substantive (r=-.42; p=.018). Der Depressivitätsscore korrelierte positiv mit den Leistungen bei unmittelbarem Abruf und den Langzeitgedächtnisleistungen (T1 (r=.74; p=.0001); T2 (r=.51; p=.023); T3 (r=.46; p=.042)). Die Reproduktionsleistung in Bezug auf Lernmaterial mit positiver, neutraler oder negativer Valenz wurde jeweils an der Gesamtreproduktionsleistung des Probanden relativiert.

2.4.4.5 Zusammenhänge zwischen subjektiven Einschätzungen, Persönlichkeitseigenschaften, behavioralen und physiologischen Variablen

Für die *subjektiven Befindlichkeitseinschätzungen* zeigten sich sowohl unter Laborbedingungen als auch im Alltag mittlere bis sehr hohe Korrelationen, auch im Labor-Feld-Vergleich ergaben sich mittlere bis hohe Zusammenhänge. Die beiden *physiologischen Parameter*, die im Laborsetting registriert wurden (Herzfrequenzanstiege und elektrodermale Aktivität), zeigten keine Zusammenhänge. Im Labor-Feld-Vergleich konnten ebenfalls keine Zusammenhänge der physiologischen Maße nachgewiesen werden.

Unter Laborbedingungen zeigten sich keine signifikanten *Korrelationen zwischen subjektiven Angaben und physiologischen Parametern.* Im Feld ergab sich ein mittlerer positiver Zusammenhang zwischen durchschnittlicher AHR-Intensität und positiven Stimmungsangaben, während zwischen subjektiver emotionaler Beanspruchung und AHR-Intensität keine Konvergenz gefunden wurde. Zwischen den subjektiven Angaben zur emotionalen Beanspruchung im Alltag und den physiologischen Parametern im Labor zeigten sich keine Zusammenhänge, während sich mittlere Korrelationen zwischen der Stimmung im Alltag und den physiologischen Parametern im Labor ergaben. Die AHR (Feld) korrelierte nicht mit subjektiven Maßen im Labor.

Die durchschnittliche *Bewegungsaktivität* während der 24-Stunden-Registrierung im Alltag war mit einer positiven Stimmungslage assoziiert (mittlere Korrelation).

Emotionalität und Depressivität wiesen mittlere bis hohe Zusammenhänge mit den Befindlichkeitsangaben in Feld und Labor auf. Der Emotionalitätswert zeigte eine niedrige negative Korrelation mit der Herzfrequenz unter Laborbedingungen.

	Subjektive Einschätzungen						Physiologische Parameter					Behaviorale Parameter		Persönlichkeitseigenschaften	
	Feld			Labor			Feld	Labor				Feld	Labor		
	Gute Stimmung	Beanspruchung	Aufgeregtheit	Gute Stimmung	Innere Ruhe	Wachheit	AHR	SCR	NS. SCR	HR Baseline	HR stimuliert	Aktivität	Reaktionszeit	Depressivität	Emotionalität
Beanspruchung	-.30														
Aufgeregtheit	-.34	.88**													
Gute Stimmung	.44**	-.36	-.35**												
Innere Ruhe	.31*	-.52	-.46**	.72**											
Wachheit	-.02	-.31	-.23	.32**	.33**										
AHR	.30*	-.03	-.01	.00	.12	.04									
SCR	-.30	-.22	-.11	.07	.07	.04	-.03								
NS.SCR	-.09	.06	.09	.11	.17	-.07	.09	.47**x							
HR Baseline	.28*	-.12	-.16	.24	.08	-.12	.12	.11	.22						
HR stimuliert	.27*	-.12	-.15	.21	.07	-.12	.12	.12	.22	.99**					
Aktivität	.38**	.03	.04	.15	.12	-.06	-.04	-.07	-.09	.16	.16				
Reaktionszeit	-.00	.19	.09	.09	.13	-.07	-.15	-.07	.12	-.13	-.14	.01			
Depressivität	-.42**	.48**	.42**	-.51**	-.34**	-.30*	-.03	-.09	.15	-.13	-.11	.02	.09		
Emotionalität	-.38**	.49**	.37**	-.48**	-.38**	-.20	-.07	-.08	.09	-.28*	-.28*	-.02	.07	.61**	
Extraversion	.15	-0,02	.01	.02	-.11	-.24	-.18	.10	.11	.05	.06	.12	-.03	-.25	-.11

Tabelle 5: Korrelationen (p-Werte) der subjektiven Einschätzungen, behavioralen und physiologischen Parameter sowie der Persönlichkeitseigenscaften und Depressivität (: $p<.05$, zweiseitig; **: $p<.01$, zweiseitig); x: da keine Normalverteilung vorlag, wurde der Spearman-Rangkorrelationskoeffizient berechnet ($r_s=.359$; $p=.008$).*

2.4.5 Analyse potentieller Störeinflüsse

2.4.5.1 Reihenfolge der emotionalen Lernsituationen

Die emotionalen Lernsituationen verteilten sich hinsichtlich ihrer Reihenfolge innerhalb der 24-Stunden-Registrierung über die Probanden hinweg nicht gleichmäßig; in 20 der 29 Fälle (die innerhalb des reinen Messwiederholungsdesigns berücksichtigt wurden; vgl. 2.4.2.1) wurde zuerst in neutraler Bedingung gelernt, bei 19 Teilnehmern hatte die letzte der drei Lernsituationen eine negative Valenz. Der Haupteffekt „Reihenfolge der Lernsituation" war jedoch bei einer statistischen Überprüfung des Einflusses der Lernbedingungs-Reihenfolge auf die spätere Reproduktionsleistung nicht signifikant ($F(1, 26)=2.73$; $p=.11$).

2.4.5.2 Störungen während des Lernens

Der Zusammenhang zwischen Angaben zu subjektiv empfundenen Störungen während des Wortlistenlernens und der Anzahl korrekt reproduzierter Wörter war für den unmittelbaren Abruf (T1) signifikant ($r_s=-.274$; $p=.001$); bezüglich der Langzeitgedächtnisleistungen ergaben sich jedoch keine bedeutsamen Zusammenhänge (T2 ($r_s=-.126$; $p=.117$); T3 ($r_s=-.073$; $p=.364$).

Die möglichen Einflüsse subjektiver Störungen auf die emotionale Modulation von Gedächtnisprozessen wurden in zusätzlichen Analysen kontrolliert. Innerhalb des reinen Messwiederholungsdesigns (mit der Lernsituation als dreifach gestufter Faktor) wurden nur Daten derjenigen Personen aufgenommen, deren Bewertungen bedeutsamer Störungen während des Lernens sich in den drei Lernbedingungen nicht oder nur geringfügig (eine Stufe auf der zugehörigen Ratingskala) unterschieden. Für die separaten Analysen von positiven und negativen Lernsituationen (bei Prüfung der Einflüsse der physiologischen Beanspruchungsreaktionen) wurde das Ausmaß subjektiver Störungen als Kovariate ins Modell aufgenommen.

Die hinsichtlich subjektiver Störungen kontrollierten bzw. korrigierten Analysen bestätigten jedoch die Befunde der unkontrollierten Analysen. Da sich für die beiden Labortermine (T2 und T3) keine bedeutsamen Zusammenhänge zwischen subjektiv empfundenen Störungen und der Lernleistung ergaben, wurde bezüglich der Wiedererkennungsleistung, die ausschließlich zum T3-Termin überprüft wurde, dieser potentielle Einflussfaktor nicht mehr gesondert berücksichtigt.

2.4.6 Zusammenfassung der Ergebnisse

Einfluss der Valenz der Lernsituation auf die Gedächtnisleistung (Hypothese 1)

Die postulierten Gedächtniseffekte in Abhängigkeit von der subjektiven emotionalen Beurteilung der Lernsituation ließen sich weder für die freie Reproduktion des gelernten Materials noch hinsichtlich der Wiedererkennungsleistung bestätigen. Der hypothesenkonforme förderliche Effekt positiver Lernbedingungen in Bezug auf die Wiedererkennungsleistung erreichte bei korrigiertem α-Niveau keine Signifikanz.

Einfluss der Valenz des Lernmaterials auf die Gedächtnisleistung (Hypothese 2)

Der postulierte Lernvorteil für emotional bedeutsames Material konnte für die freie Reproduktion der Wörter bestätigt werden. Die Rekognitionsleistungen erwiesen sich für Substantive mit negativer Valenz als am besten, während positives Lernmaterial am schlechtesten wiedererkannt wurde. Der Erinnerungsvorteil für Lernmaterial mit negativer Valenz (im Vergleich zu neutralen Wörtern) entsprach der Erwartung, während eine bessere Wiederkennungsleistung für neutrales Material, im Vergleich zu positiven Wörtern, nicht erwartet worden war.

Stimmungskongruenzeffekte (Hypothese 3)

Unter ausschließlicher Berücksichtigung der subjektiven Einschätzung der Lernsituation ergaben sich keine Hinweise auf stimmungskongruentes Lernen in der verwendeten freien Reproduktionsaufgabe. In Bezug auf die Wiedererkennungsleistung waren ebenfalls keine Stimmungskongruenzeffekte nachweisbar.

Einfluss physiologischer Aktivierung zum Lernzeitpunkt auf die Gedächtnisleistung (Hypothese 4)

Es zeigten sich keine Unterschiede hinsichtlich der Gedächtnisleistung zwischen Lernsituationen, die von einer physiologischen Beanspruchungsreaktion initiiert worden waren, und Lernbedingungen ohne eine solche physiologische Aktivierung. Deutliche Zusammenhänge zwischen der AHR-Intensität und der Reproduktionsleistung waren nicht zu verzeichnen. Auch durch Extremgruppenbildung (AHR zum Lernzeitpunkt $\geq$ 20 AHR-Einheiten versus AHR = 0) waren weder förderliche noch beeinträchtigende Auswirkungen der physiologischen Aktivierung zum Lernzeitpunkt auf die Reproduktionsleistung nachweisbar. Die Hypothese der förderlichen Wirkung emotionaler physiologischer Aktivierung zum Lernzeitpunkt auf die Gedächtnisleistung erfuhr somit keine Bestätigung.

Physiologische Aktivierung und Stimmungskongruentes Lernen (Hypothese 5)

Durch eine Re-Analyse der Daten konnten die Voraussetzungen für Stimmungskongruenzeffekte aufgezeigt werden (vgl. Abschnitt 2.4.3.3). Für Lernsituationen mit positiver emotionaler Valenz zeigte sich stimmungskongruentes Lernen, wenn die Lernsituation nicht von einer physiologischen Aktivierung begleitet war. Für negative Lernkontexte wurden keine Anzeichen für stimmungskongruentes Lernen gefunden, wenn alle Personen in die Analysen einbezogen wurden. Durch Extremgruppenbildung (AHR zum Lernzeitpunkt $\geq$ 20 AHR-Einheiten versus AHR = 0) zeigten sich jedoch sowohl für positive als auch für negative Lernsituationen Stimmungskongruenzeffekte. In positiven Lernbedingungen waren die stimmungskongruenten Lerneffekte stärker ausgeprägt, wenn die Lernsituation nicht von physiologischer Aktivierung begleitet war, während sich in negativen Lernsituationen Stimmungskongruenzeffekte nur bei hoher psychophysiologischer Aktivierung zeigten. War die Lernsituation umgekehrt *nicht* von einer physiologischen Beanspruchungsreaktion begleitet, resultierte dies in stimmungsinkongruenten Lerneffekten. Die hinsichtlich negativer Lernbedingungen beschriebenen Effekte waren für Langzeitgedächtnisleistungen deutlicher ausgeprägt als für Arbeitsgedächtnisleistungen.

Die höhere Auftretenswahrscheinlichkeit von Stimmungskongruenzeffekten bei starker psychophysiologischer Beanspruchung konnte somit für Lernsituationen mit negativer emotionaler Valenz belegt werden, für positive Lernkontexte jedoch nicht.

Geschlechtseffekte

Einfluss von Lernsituation und Lernmaterial. Während Männer verminderte Gedächtnisleistungen bei unmittelbarem Abruf in Situationen mit negativer emotionaler Valenz zeigten, waren die Lernleistungen der Probandinnen unter negativen Bedingungen tendenziell besser als in positiven oder neutralen Situationen. Hinsichtlich der Gedächtnisleistungen in Abhängigkeit von der Valenz des Lernmaterials sowie bezüglich der Auftretenswahrscheinlichkeit von Stimmungskongruenzeffekten zeigten sich keine Geschlechtseffekte. In Bezug auf die Wiedererkennungsleistung ergaben sich ebenfalls keine Geschlechtsunterschiede.

Einfluss physiologischer Aktivierung. Hinsichtlich der Wirkung physiologischer Aktivierung zum Lernzeitpunkt auf die Gedächtnisleistung zeigten sich keine Geschlechtseffekte. Bei den Probandinnen waren bei physiologischer Aktivierung in positivem Lernkontext stimmungsinkongruente Effekte nachweisbar; für Lernsituationen, die nicht durch eine physiologische Aktivierung initiiert worden waren, ergaben sich Stimmungskongruenzeffekte. Die männlichen Versuchsteilnehmer zeigten keine stimmungskongruenten Effekte in Abhängigkeit von der physiologischen Aktivierung.

Persönlichkeitseigenschaften und Depressivität

Es zeigten sich weder Assoziationen zwischen Depressivität bzw. Emotionalität und gesteigerter Erinnerungsleistung für negatives Material noch eine förderliche Wirkung von Extraversion auf die Reproduktion positiver Information.

Implizites Erkennen

Physiologische Reaktionen während der Rekognition. Die emotionale Valenz der Lernsituation hatte weder Einfluss auf die SCR noch auf die Herzfrequenz. Während der Präsentation von negativem Material war jedoch die elektrodermale Reaktion geringer als bei der Darbietung von positiven oder neutralen Wörtern. In Anbetracht dessen, dass für Substantive mit negativer Valenz die besten Wiedererkennungsleistungen erzielt wurden, könnte die schwächere Reaktion auf eine größere Sicherheit bei der Wiedererkennung hindeuten. Bei der Präsentation von stimmungskongruentem Material, welches unter negativen Bedingungen gelernt wurde, waren die elektrodermalen Reaktionen tendenziell geringer als bei der Präsentation von stimmungsinkongruentem Material, was auf ein besseres implizites Erkennen stimmungskongruenten Lernmaterials, im Vergleich zu stimmungsinkongruentem Material, hindeutet.

2.5 Diskussion

2.5.1 Einfluss der Valenz von Lernsituation und Lernmaterial auf die Gedächtnisleistung

Die erwarteten Effekte bezüglich der Valenz der Lernsituation (*Hypothese 1)* zeigten sich nicht. Das Ergebnis bestätigt einen Befund von Bless, Hamilton und Mackie (1992), die äquivalente Gedächtnisperformanz bei negativem und positivem Affekt berichten. Für die Reproduktionsleistung konnte ein hypothesenkonformer Erinnerungsvorteil für emotionales Lernmaterial (*Hypothese 2*) nachgewiesen werden. Der Effekt zeigte sich jedoch, entgegen der Erwartung (vgl. Quevedo et al., 2003), deutlicher für den unmittelbaren Abruf.

Hinsichtlich der Wiedererkennungsleistung wurde die Erwartung nur für Lernmaterial mit negativer Valenz bestätigt. Eine Erklärungsmöglichkeit könnte in der hohen Relevanz der Wiedererkennung aversiver Reize im Vergleich zu neutralen liegen, die in Bezug auf positives Reizmaterials nicht mit vergleichbarer Notwendigkeit gegeben ist.

In Bezug auf die Gedächtnisleistung ergaben sich keine Hinweise auf stimmungskongruentes Lernen (*Hypothese 3*). In der Rekognitionsaufgabe zeigten sich während der Präsentation von stimmungskongruentem Lernmaterial, welches unter negativen Lernbedingungen gelernt worden war, elektrodermale Reaktionen von geringerer Ausprägung als während der Darbietung von stimmungsinkongruenten Substantiven. Dieser Befund könnte sowohl ein Indiz für eine höhere Sicherheit bei der Wiedererkennung stimmungskongruenter Information sein als auch ein Hinweis auf eine hohe Motivation zur Stimmungsänderung, die in negativem Lernkontext in verstärkter Verarbeitung stimmungsinkongruenter Information resultierte und sich auch noch beim Abruf des gelernten Materials in stärkeren elektrodermalen Reaktionen manifestiert haben könnte (vgl. Isen, 1985; Rusting & DeHart, 2000). In Bezug auf die Wiedererkennungsleistungen zeigten sich jedoch weder Hinweise auf stimmungskongruentes noch auf stimmungsinkongruentes Lernen.

Während die postulierten Effekte hinsichtlich der Valenz von Lernsituation und Lernmaterial auf die Gedächtnisleistung unter Alltagsbedingungen teilweise nachgewiesen werden konnten, ergaben sich, bei ausschließlicher Berücksichtigung subjektiver Situationsbewertungen, keinerlei Hinweise auf stimmungskongruente Lerneffekte. Die Befundlage bezüglich natürlicher Stimmungszustände, die ohnehin nur auf wenigen Einzelbefunden basiert, ist inkonsistent: Während einige Autoren eine erhöhte Auftretenswahrscheinlichkeit von Stimmungskongruenzeffekten unter natürlichen Bedingungen postulierten (z.B. Rusting, 1998; Ucros, 1989), hielten andere Autoren eine Beschränkung des Phänomens auf künstliche Settings für wahrscheinlich (Kaufman, 1994; Mayer & Bower; 1985; Mayer, McCormick & Strong, 1995).

2.5.2 Einflüsse situativer physiologischer Aktivierung, der Valenz der Lernsituation und des Lernmaterials auf die Gedächtnisleistung

Die Prüfung von *Hypothese 4* hatte keine Hinweise auf Effekte physiologischer Aktivierung auf die Gedächtnisleistung erbracht. Im Humanbereich ist die Datenlage bezüglich der Effekte psychophysiologischer Beanspruchung auf deklarative Gedächtnisleistungen bis heute sehr heterogen: neben der Intensität der physiologischen Aktivierung werden eine Reihe weiterer potentieller Einflussfaktoren diskutiert (vgl. z.B. Sandi & Pinelo-Nava, 2007; Smeets et al., 2007).

Bezüglich der Befunde der vorliegenden Studie ist kritisch anzumerken, dass die Stichprobengröße aufgrund der Extremgruppenbildung relativ gering ausfiel. Außerdem lag die höchste AHR-Intensität, über die eine der Wortlisten ausgelöst wurde bei 55 AHR-Einheiten. Extrem hohe Werte führten nicht automatisch zur Auslösung einer Listenpräsentation, was den Varianzbereich einschränkte. Eine weitere potentielle Einflussgröße scheint die Dauer der emotionalen Beanspruchung darzustellen (Abercrombie et al., 2003; Newcomer et al., 1999; Sandi & Pinelo-Nava, 2007), die jedoch innerhalb dieses ersten Experiments keine Berücksichtigung fand.

Stimmungskongruenzeffekte waren für die freie Reproduktionsleistung nur dann nachweisbar, wenn die *Intensität* der psychophysiologischen Aktivierung zum Lernzeitpunkt betrachtet wurde (*Hypothese 5).* Stimmungskongruentes Lernen zeigte sich bei Lernbedingungen mit positiver Valenz eher, wenn die Situationen nicht von physiologischer Aktivierung begleitet waren. In negativen Lernsituationen ergaben sich Stimmungskongruenzeffekte hingegen nur bei vergleichsweise hoher physiologischer Aktivierung, während sich in Lernbedingungen, die nicht von einer physiologischen Aktivierung begleitet waren, stimmungsinkongruente Lerneffekte zeigten.

Dieses Ergebnis steht im Einklang mit der Theorie der Stimmungsregulation (vgl. Isen, 1985; Nasby & Yando, 1982; Rusting & DeHart, 2000). In Situationen mit negativer Valenz und moderater physiologischer Aktivierung kann eine intensivere Verarbeitung positiver Information im Sinne einer Kompensationsstrategie sinnvoll sein. Solche Stimmungsregulationsmechanismen könnten unter aversiven Bedingungen, die zu starken psychophysiologischen Beanspruchungsreaktionen führen, jedoch nicht mehr adäquat sein, da eine differenzierte Verarbeitung entsprechender stimmungskongruenter Informationen, die beispielsweise in angemessenen Verhaltensstrategien resultieren, von größerem Interesse sein könnte. Eine andere Erklärungsmöglichkeit könnte darin liegen, dass aufgrund der Intensität des aversiven Zustandes gewisse Kompensationsmechanismen zusammenbrechen und die Person aus diesem Grund stärker auf stimmungskongruente Informationen fokussiert. In Situationen mit positiver Valenz ist die Motivation zur Aufrechterhaltung des aktuellen Stimmungszustandes in der Regel höher; somit sind stimmungsinkongruente Lerneffekte im Sinne eines Kompensationsmechanismus eher unwahrscheinlich (vgl. Isen, 1985).

Während sich unter Alltagsbedingungen keine Effekte der physiologischen Aktivierung auf die Gedächtnisperformanz zeigten, konnten unter Berücksichtigung der Intensität der psychophysiologischen Beanspruchungsreaktion zum Lernzeitpunkt jedoch Belege für stimmungskongruentes Lernen gefunden werden.

2.5.3 Geschlechtseffekte

Modulierende Wirkung emotionaler Aktivierung wurde in vielen Untersuchungen nur bei Männern nachgewiesen (z.B. Andreano & Cahill, 2006; Wolf et al., 2001). In der vorliegenden Studie zeigten sich zwar nur bei Männern hypothesenkonforme Lerndefizite in Lernsituationen mit negativer Valenz; hinsichtlich der Effekte der Intensität der physiologischen Aktivierung ergaben sich jedoch keine Geschlechtseffekte. Unter ausschließlicher Berücksichtigung der subjektiven Situationsbewertungen waren keine Geschlechtseffekte in Bezug auf stimmungskongruentes Lernen nachweisbar; es konnten jedoch nur zehn männliche und neunzehn weibliche Versuchsteilnehmer in diese Analyse einbezogen werden, da die restlichen Probanden während der 24-Stunden-Registrierung nicht die entsprechenden emotionalen Bewertungen abgegeben hatten. Für Frauen ergaben sich in Abhängigkeit von der physiologischen Aktivierung zum Lernzeitpunkt unter positiven Lernbedingungen Stimmungskongruenzeffekte.

2.5.4 Persönlichkeitseigenschaften und Depressivität

Zwischen den Persönlichkeitseigenschaften bzw. dem Depressivitätsscore und der Gedächtnisleistung zeigten sich keine der erwarteten Zusammenhänge. Die entsprechenden Assoziationen wurden jedoch eher für klinisch bedeutsame Depressions- und hohe Emotionalitätswerte erwartet. In der vorliegenden Studie war die Probandenanzahl mit hohen Ausprägungen in der Emotionalitätsskala bzw. klinisch bedeutsamem Depressionswert jedoch vernachlässigbar gering; die durchschnittliche Ausprägung in den Persönlichkeitseigenschaften entsprach den Mittelwerten der jeweils zugehörigen Normstichprobe, der Depressionswert war sogar bedeutend geringer.

2.5.5 Zusammenhänge subjektiver, physiologischer und behavioraler Variablen

Während sich für die subjektiven Befindlichkeitseinschätzungen (auch im Labor-Feld-Vergleich) mittlere bis sehr hohe Korrelationen ergaben, zeigten die physiologischen Parameter keine Synchronität. Subjektive und physiologische Maße emotionaler Beanspruchung korrelierten ebenfalls nicht. Bei fehlenden Kovariationen handelt es sich um einen, sowohl unter Laborbedingungen als auch in Feldstudien, häufig berichteten Befund (z.B. Fahrenberg, 1987; Fahrenberg & Foerster, 1982; Lupien & Lepage, 2001; Myrtek, 2004). Bedeutsame Zusammenhänge zwischen subjektiver Situationsbewertung (Stimmung) und physiologischen Parametern wurden nur dann gefunden, wenn die subjektiven Einschätzungen wiederholt unter Alltagsbedingungen vorgenommen wurden, was eine reliablere Erfassung des Befindlichkeitsmusters erlaubte als die einmalige Erhebung der aktuellen Befindlichkeit unter Laborbedingungen (vgl. Abschnitt 2.1.1). Der relativ gut gesicherte Zusammenhang zwischen körperlicher Aktivität und positiver Stimmungslage (z.B. Reed & Ones, 2006) zeigte sich auch innerhalb der 24-Stunden-Registrierungen im Alltag.

Im Labor-Feld-Vergleich erreichten die folgenden Zusammenhänge zwischen subjektiven und physiologischen Parametern statistische Bedeutsamkeit:

Negative Stimmungseinschätzungen im Alltag waren mit der SCR (im Labor) assoziiert, während positive Stimmung einen Zusammenhang mit erhöhter Herzfrequenz (im Labor) aufwies; die Ergebnisse bestätigen die Befunde von Bonis und Freixa i Baque´ (1978), wobei anzumerken ist, dass zwischen den subjektiven Einschätzungen (im Alltag) und den physiologischen Reaktionen (im Labor) in der vorliegenden Studie keine zeitliche Synchronität bestand.

2.5.6 Selektionseffekte

Bei der Prüfung der Effekte der Wahrnehmung der Lernsituation und des Lernmaterials hinsichtlich der Reproduktionsleistung konnten aufgrund des Messwiederholungsdesigns Probanden, die aufgrund ihrer emotionalen Zustandsangaben während der 24-Stunden-Registrierung nicht die vollständige Listenanzahl gelernt hatten, nicht berücksichtigt werden. Der Frauenanteil war in der selegierten Gruppe höher als in der nicht-selegierten Stichprobe. Der Emotionalitätswert war bei den ausgewählten 29 Probanden etwas höher als der Normwert (MW 7.29; SD 3.22), während die nicht-selegierte Gruppe im Normbereich lag (MW 5.69; SD 3.56). Ansonsten zeigten sich hinsichtlich der ausgewählten Probanden keine Auffälligkeiten (vgl. Abschnitt 2.4.2.1). Für die selegierte Stichprobe ergaben sich jedoch keinerlei spezifische Gedächtniseffekte, die nicht auch für die restliche Stichprobe nachweisbar waren.

Die Extremgruppen hinsichtlich der physiologischen Aktivierung zum Lernzeitpunkt zeigten, im Gegensatz zur Gesamtstichprobe, Stimmungskongruenzeffekte in positiven und negativen Lernkontexten. Die Extremgruppen unterschieden sich jedoch hinsichtlich Persönlichkeitseigenschaften und Depressivität nicht von der jeweiligen Kontrollgruppe.

In der Kontrollgruppe für die positive Lernbedingung war der Frauenanteil etwas höher und der Stimmungskongruenzeffekt deutlicher ausgeprägt als in der Extremgruppe. Dies könnte bedeuten, dass der Effekt nicht durch die physiologische Aktivierung zum Lernzeitpunkt, sondern durch Geschlechtseffekte moduliert wurde. Stimmungskongruentes Lernen zeigte sich jedoch tendenziell auch für die Gesamtstichprobe im positiven Lernkontext, wenn der Lernzeitpunkt nicht von einer physiologischen Beanspruchungsreaktion begleitet war; hier war das Verhältnis von männlichen und weiblichen Versuchteilnehmern jedoch ausgeglichen. Somit deuten die Ergebnisse darauf hin, dass die Lernleistung tatsächlich durch die Intensität der psychophysiologischen Beanspruchungsreaktion moduliert wurde; dieser Effekt war möglicherweise bei Frauen deutlicher ausgeprägt. Extrem- und Kontrollgruppe für die negative Lernbedingung waren hinsichtlich der Geschlechtsverteilung nahezu ausgeglichen (vgl. Abschnitt 2.4.3.3).

3 Untersuchung II: Emotion und Gedächtnis in ausgewählten Beanspruchungssituationen

3.1 Methodische Vorüberlegungen und Zielsetzungen

Die Ergebnisse der Untersuchung I verdeutlichten die Relevanz der multimodalen Erfassung emotionaler Beanspruchungsreaktionen im Zusammenhang mit der Erfassung stimmungskongruenter Lerneffekte. Direkte Effekte der Intensität der physiologischen Beanspruchungsreaktion auf die Gedächtnisperformanz waren unter Alltagsbedingungen jedoch nicht nachzuweisen. Hierbei ist zu bedenken, dass die Beanspruchungsreaktionen in den jeweiligen Lernsituationen eher relativ gering ausgeprägt waren.

Bestimmte Charakteristika von Beanspruchungssituationen scheinen sich jedoch förderlich auf die Entstehung intensiver psychophysiologischer Aktivierungsreaktionen auszuwirken (siehe Abschnitt 3.1.1). Andererseits ist die Stärke des Zusammenhangs verschiedener physiologischer oder endokriner Aktivierungsparameter offensichtlich geringer als theoretisch zu erwarten wäre (Fahrenberg & Foerster, 1982), was auch Konsequenzen für die Gedächtnisperformanz haben könnte (siehe Abschnitt 3.1.2).

Da die Effekte akuter psychophysiologischer Beanspruchung auf deklarative Gedächtnisleistungen bisher ausschließlich unter Laborbedingungen systematisch untersucht wurden, steht die Prüfung der Übertragbarkeit der Laborbefunde auf reale Lebenssituationen auch in Untersuchung II im Vordergrund (siehe Anschnitt 3.1.3).

3.1.1 Charakteristika der Beanspruchungssituation

Dickerson und Kemeny (2004) postulierten aufgrund der Bewertung von 208 Laborstudien, in denen akute psychologische Stressoren Verwendung fanden, dass motivierte Aufgaben, die sich sowohl durch Unkontrollierbarkeit des Stressors als auch durch irgendeine Form sozialer Bedrohung auszeichnen, mit den stärksten Cortisolreaktionen und den längsten Erholungszeiten assoziiert seien.

Sandi und Pinelo-Nava (2007) wiesen auf eine weitere relevante Einflussgröße hin: die Kontingenz zwischen Stresserfahrung und kognitiver Verarbeitung. Intrinsischer Stress soll sich förderlich auf Lern- und Gedächtnisprozesse auswirken, während extrinsischer Stress (für den kein Bezug zwischen Stresserfahrung und kognitiver Aufgabe vorliege) eher die gegenteilige Wirkung habe.

Vedhara und Mitarbeiter berichteten von einer Dissoziation zwischen subjektivem Stressniveau und Cortisolausschüttung, wenn es sich bei der Beanspruchungsbedingung um eine Examenssituation handelt (Vedhara, Hyde, Gilchrist, Tytherleigh & Plummer, 2000). Den Autoren gelang es zwar, bei 60 Studierenden eine Steigerung des subjektiven Stressempfindens in der Examensperiode nachzuweisen. Es ergab sich jedoch überraschenderweise eine signifikante Reduktion des Cortisolspiegels im Vergleich zum Zeitraum, in dem keine Prüfungen stattgefunden hatten.

3.1.2 Effekte der Aktivierung verschiedener Beanspruchungssysteme

Verschiedene Befunde legen nahe, dass es für das Zustandekommen von Effekten emotionaler Beanspruchung bezüglich der Gedächtnisleistung sowohl einer Aktivierung des vegetativen Nervensystems als auch der HPA-Achse bedarf (Buchanan & Tranel, 2008). Bei Cortisol soll es sich im Vergleich zur Hautleitfähigkeit um den bedeutsameren Prädiktor in Bezug auf stressinduzierte Gedächtnisdefizite handeln. Während bei Cortisol-Respondern beeinträchtigte Abrufleistungen gefunden wurden, zeigten sich keine Gedächtniseinbußen bei Probanden die nur mit erhöhter peripherphysiologischer Aktivierung (Hautleitfähigkeit) auf den Stressor reagierten (Buchanan & Tranel, 2008).

Andererseits konnten Elzinga, Bakker und Bremner (2005) keine Assoziationen zwischen einer moderaten Cortisolausschüttung und freier Reproduktion nachweisen. Die Probanden erlebten die kognitive Aufgabe mit negativem Feedback jedoch offensichtlich als stresserzeugend, was sich sowohl in subjektiven Parametern als auch in Erhöhungen der Herzfrequenz und des Blutdrucks widerspiegelte. Dies resultierte auch in einer Verminderung des verzögerten Abrufs von Material, welches nach der Beanspruchungsphase präsentiert worden war.

3.1.3 Ökologische Validität

Anhand eines Überblicks der Forschungsarbeiten zur emotionalen Modulation von Gedächtnisprozessen wird deutlich, dass die Datenlage sehr heterogen ist. Es existieren zahlreiche Versuche, die widersprüchlichen Ergebnisse durch Betrachtung der unterschiedlichen Wirkweisen modulierender Variablen aufzuklären. Neben den im Einleitungsteil ausführlicher diskutierten Faktoren, sind weitere potentielle Einflussgrößen zu nennen. Die Erkundung potentieller Einflussgrößen und ihrer Wirkung auf die Modulation von Gedächtnisprozessen ist zweifellos von zentraler Bedeutung.

Allerdings fehlt ein Modellansatz, der die potentiellen Einflussfaktoren in der Komplexität ihrer Wirkungen und Wechselwirkungen, systematisch betrachtet und in ein Gesamtmodell integriert (Sandi & Pinelo-Nava, 2007; Smeets et al., 2007). Außerdem erscheint diese Vorgehensweise, in Anbetracht der Tatsache, dass es sich bei den bisher untersuchten Einflussfaktoren in der Regel nicht um Bedingungen des realen Lebens handelte, als zu einseitig.

Viele Studien beruhen auf exogener Hormonapplikation und nicht auf endogener Glucocorticoidausschüttung. Endogene Cortisolausschüttung wird in der Regel in Furchtkonditionierungsparadigmen oder mit Hilfe des TSST provoziert (Andreano & Cahill, 2006). Dazu ist wiederum anzumerken, dass es sich beim TSST – obwohl dieser mehr „Lebensnähe" bietet als die übrigen gängigen Auslösesituationen – dennoch um eine künstlich geschaffene Situation in einem Laborsetting handelt.

Die Verabreichung synthetischer Glucocorticoide ist nach Lupien und Schramek (2006) nicht gleichbedeutend mit einer natürlichen Stresserfahrung: so bewirkt ein Stressor nicht ausschließlich die Sezernierung von Glucocorticoiden, sondern provoziert zusätzlich die Freisetzung von Catecholaminen. Ein weiterer Unterschied, den es zwischen stressinduzierter und pharmakologisch ausgelöster Glucocorticoidausschüttung zu beachten gilt, liegt in der Aktivität der HPA-Achse: zirkulierende Glucocorticoide beeinflussen über negatives Feedback die Hypophyse und weitere Hirnregionen, um so die Sekretion von CRF und ACTH zu hemmen. Aufgrund dieser dynamischen Wirkweise der HPA-Achse, hat ein endogener Glucocorticoidanstieg in Reaktion auf eine Stressexposition andere Effekte zur Folge als die exogene Gabe synthetischer Glucocorticoide: so führt die Wahrnehmung eines Stressors zu einem erhöhten CRF- bzw. ACTH-Spiegel, während die exogene Glucocorticoidverabreichung in einer Unterdrückung der CRF- bzw. ACTH-Ausschüttung resultiert.

Hasher und Mitarbeiter (1985) gaben bezüglich künstlich induzierter Stimmungen zu bedenken, dass diese in der Regel von größerer Intensität seien als im Alltag erlebte Stimmungszustände. Kuhlmann, Piel und Wolf (2005) hoben einen weiteren Unterschied hervor: so provoziere der TSST in der Regel einen Stimmungsabfall, während dieser Effekt, bei pharmakologischen Untersuchungen, in denen moderate Cortisol-Dosen verabreicht werden, gänzlich fehle.

Dickerson und Kemeny (2004) wiesen darauf hin, dass es unklar sei, inwieweit durch im Labor induzierte emotionale Beanspruchungssituationen, die Wirkungen natürlicher Stressoren abgebildet werden können. Experimentelle Bedingungen seien im Gegensatz zu realen Lebenssituationen – schon allein durch die Abbruchmöglichkeit von Seiten des Probanden bzw. aufgrund der Freiwilligkeit der Teilnahme – niemals vollständig unkontrollierbar; negative Evaluierungen im experimentellen Setting hätten in der Regel keine längerfristigen Konsequenzen. Die Autoren betonten die Notwendigkeit kombinierter Labor-Feld-Designs zur Überprüfung der Übertragbarkeit experimenteller Befunde auf reale Lebensbedingungen.

3.1.4 Kombinierte Labor-Feld-Forschung

Feldstudien und Laborexperimente werden in der psychologischen Forschung in der Regel als sich gegenseitig ausschließende Untersuchungsstrategien angesehen. Das Labor bietet ein standardisiertes Setting, in dem unter kontrollierten Bedingungen bestimmte Verhaltensweisen provoziert bzw. manipuliert werden können. In diesem Setting ist jedoch mit extremen Einschränkungen der externen Validität und Generalisierbarkeit zu rechnen. Untersuchungsansätze im Feld befassen sich dagegen mit realen Lebenssituationen, in denen sich das Verhalten auf natürliche Art und Weise ereignet, wobei in der Regel auf Induktion oder Manipulation durch den Versuchsleiter verzichtet wird (Fahrenberg, 1996).

Als größter Nachteil der Feldstudien wird häufig die Schwierigkeit genannt – meist aufgrund von fehlenden Randomisierungsmöglichkeiten oder nicht aufhebbarer Konfundierung von Varianzquellen – aus den Ergebnissen keine eindeutigen Aussagen ableiten zu können (Fahrenberg & Myrtek, 2001b). Um die Vorteile beider Forschungsstrategien auszuschöpfen und Nachteile zu minimieren, sind einerseits Forschungsansätze günstig, die beide Strategien kombinieren. Andererseits existieren neuere Ansätze, die geeignete Randomisierungsmöglichkeiten oder andere Kontrollstrategien einsetzen, ohne drastische Einbußen in der ökologischen Validität in Kauf zu nehmen. Eine ausführliche Diskussion der Vor- und Nachteile von Feld- und Laborstudien findet sich in Fahrenberg (1996). Eine Übersicht möglicher Assessmentstrategien für die alltagsnahe Forschung geben Fahrenberg und Kollegen (2007).

3.1.5 Zielsetzungen

Da es sich bei der AHR um ein häufiges Ereignis handelt, welches im Alltagsgeschehen jedoch in der Regel eine eher geringe Intensität besitzt (vgl. Myrtek, 2004), war es das Anliegen unseres zweiten Untersuchungsansatzes (Löffler et al., in prep.; Peper, Braner & Löffler, 2008), Lernbedingungen mit höherer psychophysiologischer Aktivierung bei gleichzeitigem Erhalt der Natürlichkeit der Situation zu schaffen.

Aufgrund der Unkontrollierbarkeit der multiplen Einflussfaktoren des natürlichen Lebenskontextes, wurde in Untersuchung II ein kombiniertes Labor-Feld-Design verwendet. Zum einen sollte eine Verbesserung der Kontrollmöglichkeiten, bzw. der internen Validität der Untersuchung, erreicht werden. Ein weiteres Ziel bestand darin, die Wirkung künstlich induzierter und unter natürlichen Bedingungen entstandener emotionaler Beanspruchungsreaktionen auf die Gedächtnisleistungen unmittelbar miteinander zu vergleichen.

Obwohl Examenssituationen die von Dickerson und Kemeny (2004) postulierten Voraussetzungen zur Provokation einer intensiven Beanspruchungsreaktion erfüllen, wurde aufgrund der Befunde von Vedhara und Mitarbeitern (siehe

Abschnitt 3.1.1) und aufgrund der Übertragungsschwierigkeiten in ein Laborsetting, keine Examensbedingungen, sondern Situationen öffentlichen Sprechens als Lernsituation ausgewählt: In Untersuchung IIa wurde dies über eine Lehrveranstaltung realisiert, in der die Versuchsperson eine Referatsleistung zu erbringen hatte (natürliche Lebenssituation), während in Untersuchung IIb eine Induktion emotionaler Beanspruchung durch den TSST (Kirschbaum, Pirke & Hellhammer, 1993) im Labor erfolgte.

In Anbetracht der heterogenen Befunde (vgl. Abschnitt 3.1.2) wurde in Untersuchung IIb die emotionale Aktivierung, zusätzlich zur physiologischen und subjektiven Ebene, über einen weiteren Parameter operationalisiert: so wurden im Rahmen des TSST endokrine Beanspruchungsreaktionen über die Erhebung von Speichelcortisol erfasst.

In Untersuchung I hatten sich die Lernsituationen in Folge der emotionalen Befindlichkeitsangaben des Probanden (Selbstzuweisungen) ergeben. Somit war eine Randomisierung in Bezug auf die Reihenfolge der Valenz der Lernsituation nicht möglich. Dies hatte zur Folge, dass in der überwiegenden Anzahl der Fälle die erste Liste in einer als neutral bewerteten Situation gelernt wurde. Die Anzahl der präsentierten Listen war ebenfalls abhängig von den Emotionsangaben während der 24-Stunden-Registrierung, woraus für einige Analysen drastische Reduktionen der Stichprobengröße resultierten.

In den folgenden Studien sollte dagegen in zwei vordefinierten Situationen (Beanspruchungssituation bzw. Kontrollbedingung) gelernt werden; die Lernbedingungen wurden hinsichtlich ihrer Reihenfolge randomisiert. Aufgrund der definierten Beanspruchungssituationen war auch die Dauer der Beanspruchungssituationen kontrollierbar, was in der vorausgegangenen Untersuchung nicht möglich gewesen war.

Desweiteren wurde das Lernmaterial durch die Aufnahme von referats- bzw. prüfungsbezogenen Wörtern modifiziert. Diese Erhöhung der persönlichen Bedeutsamkeit des Lernmaterials sollte sich gemäß Rusting (1998) förderlich auf Stimmungskongruenzeffekte in der Beanspruchungsbedingung (Referat bzw. freie Rede vor unbekanntem Publikum) auswirken.

3.2 Fragestellungen und Hypothesen

Einflüsse emotionaler Beanspruchungsprozesse auf die Gedächtnisleistung

Starke emotionale Beanspruchungsreaktionen werden mit beeinträchtigten Konsolidierungsprozessen assoziiert, während emotionale Aktivierungen von geringerer Intensität eher mit förderlichen Auswirkungen verbunden zu sein scheinen; ein parabolischer Zusammenhang ist hier wahrscheinlich (vgl. Abschnitt 1.4.1).

Da bezüglich des TSST eher über gesteigerte Performanz als Folge relativ geringer emotionaler Beanspruchungsreaktionen berichtet wird, ist in Untersuchung IIb mit Verbesserungen der Gedächtnisleistung im Vergleich zur Kontrollbedingung zu rechnen (vgl. Domes et al., 2002). In Untersuchung IIa sind aufgrund der realen emotionalen Beanspruchungssituation intensivere psychophysiologische Reaktionen und infolgedessen verminderte Gedächtnisleistungen zu erwarten.

Die Wirkungen emotionaler Aktivierung auf Gedächtnisprozesse scheinen sich (zumindest hinsichtlich positiver Effekte) mit der Länge der Latenzzeit zwischen Lern- und Abrufzeitpunkt zu verstärken (vgl. Abschnitt 1.4.6.1), so dass die entsprechenden Effekte auf die Gedächtnisleistung in Untersuchung IIb eher bei freier Reproduktion nach einer Woche zu erwarten sind. Starke psychophysiologische Beanspruchungsreaktionen – wie sie für die reale Beanspruchungsbedingung in Untersuchung IIa zu erwarten sind – begünstigen das Auftreten von stimmungskongruentem Lernen (vgl. Abschnitt 1.2.2.3). Die Wirkung der beiden Lernbedingungen (Beanspruchungs- versus Kontrollbedingung) auf die freie Reproduktionsleistung sollte wiederum direkt nach dem Lernen der Wortliste (T1), am darauffolgenden Tag (T2) und eine Woche später (T3) untersucht werden.

Hypothesen zur Untersuchung IIa

Hypothese 1: Für die Beanspruchungssituation werden im Vergleich zur Kontrollbedingung geringere Gedächtnisleistungen erwartet.

Hypothese 2: Es wird erwartet, dass emotionales Lernmaterial besser erinnert wird als neutrales.

Hypothese 3: Für die Beanspruchungssituation wird ein Lernvorteil für Wörter mit negativer Valenz (stimmungskongruentes Lernen) erwartet.

Hypothesen zur Untersuchung IIb

Hypothese 1: Für die Beanspruchungssituation werden im Vergleich zur Kontrollbedingung bessere Gedächtnisleistungen erwartet.

Hypothese 2: Es wird erwartet, dass emotionales Lernmaterial besser erinnert wird als neutrales.

Hypothese 3: Für die Beanspruchungssituation wird ein Lernvorteil für Wörter mit negativer Valenz (stimmungskongruentes Lernen) erwartet.

Zur Überprüfung der *Wirksamkeit der emotionalen Belastungsbedingung* wurden Unterschiede zwischen Kontrollbedingung und Beanspruchungssituation hinsichtlich subjektiver Befindlichkeit und Herzfrequenz bzw. AHR ermittelt. Desweiteren wurden *Einflüsse des Situationsbezugs des Lernmaterials* (referats- bzw. prüfungsbezogene Substantive) auf die Reproduktionsleistung in den beiden Lernbedingungen kontrolliert. Es wurde geprüft, ob sich aufgrund des Situationsbezugs der Wörter ein genereller Lernvorteil für die Beanspruchungsbedingung, das heißt unabhängig von der Valenz des Lernmaterials, ergab.

Die folgenden Fragestellungen wurden *explorativ* untersucht:
– Von Interesse waren Zusammenhänge zwischen subjektiver und physiologischer Beanspruchung sowie zwischen subjektiver Beanspruchung und der Gedächtnisleistung.

– Zu den drei Reproduktionszeitpunkten (Untersuchung IIb) wurden lineare und parabolische Zusammenhänge zwischen der Höhe des Cortisolanstiegs und der Gedächtnisleistung (auch unter Berücksichtigung der Valenz des Lernmaterials) geprüft.

– Die Stärke der Zusammenhänge der einzelnen Beanspruchungsparameter (Herzfrequenz, AHR-Anzahl, AHR-Intensität, Cortisolanstieg und Cortisolmaximum) während des TSST wurde ermittelt.

– Zwischen den Cortisol-Respondern und Non-Respondern wurden Unterschiede in der Gedächtnisleistung (auch in Bezug auf die Valenz des Lernmaterials) ermittelt.

Da sich die Untersuchungen IIa und IIb hinsichtlich des Designs (mit Ausnahme der Beanspruchungsbedingung) entsprachen, wurden die Datensätze beider Teilexperimente zum Zweck der Analyse folgender Fragestellungen zusammengeführt:

– für die aggregierten Datensätze wurden Einflüsse der Lernsituation, der Valenz des Lernmaterials und deren Wechselwirkungen geprüft.

– Lineare und parabolische Zusammenhänge zwischen Herzfrequenz, AHR-Intensität, bzw. AHR-Anzahl in der definierten Beanspruchungsphase und der Gedächtnisleistung.

– Hinsichtlich der Einflüsse von Lernsituation und Lernmaterial auf die Gedächtnisleistung wurden auch hier Geschlechtseffekte geprüft. Ebenso wurden Zusammenhänge zwischen Persönlichkeitsdimensionen (Extraversion und Emotionalität) bzw. Depressivität und der Gedächtnisleistung (auch in Bezug auf die Valenz des Lernmaterials) betrachtet.

– Potentielle Effekte der beiden unterschiedlichen Forschungsstrategien (Laborexperiment versus Feldstudie) wurden in Bezug auf die Gedächtnisleistung, die subjektive Befindlichkeit und die physiologische Komponente der emotionalen Beanspruchung (Herzfrequenz und AHR) in der Beanspruchungssituation analysiert.

3.3 Methodik

3.3.1 Design

Einflüsse der Lernsituation, der Valenz des Lernmaterials und deren Wechselwirkungen wurden unter Verwendung eines Messwiederholungsdesigns untersucht. Einflüsse des Situationsbezugs des Lernmaterials wurden mittels des Versuchsplans mit den Faktoren Reproduktionszeitpunkt (T1, T2, T3) und Lernsituation (Beanspruchungs- versus Kontrollbedingung) geprüft. Abhängige Variable war der Prozentsatz korrekt reproduzierter situationsbezogener Wörter.

Designübersicht

Faktor 1: Reproduktionszeitpunkt (T1, T2, T3)

Faktor 2: Lernsituation (Beanspruchungs- versus Kontrollbedingung)

Faktor 3: Valenz des Lernmaterials (negativ, positiv, neutral)

Abhängige Variable: Anzahl korrekt reproduzierter Wörter.

3.3.2 Statistische Analysen

Einflüsse des Reproduktionszeitpunkts, der Lernsituation, der Valenz des Lernmaterials und deren Wechselwirkungen wurden mittels dreifaktorieller Varianzanalysen mit Messwiederholung analysiert. Hinsichtlich der Einflüsse des Situationsbezugs des Lernmaterials wurden zweifaktorielle Varianzanalysen mit Messwiederholung berechnet. Zur Prüfung von Geschlechtseffekten wurde der Geschlechtsfaktor als zusätzlicher Zwischensubjektfaktor in die Varianzanalysen aufgenommen.

Zusammenhangshypothesen wurden über Produkt-Moment-Korrelationen nach Pearson, bzw. bei nicht-normalverteilten Variablen über Spearman- Rangkorrelationskoeffizienten, überprüft. Die Prüfung von Unterschiedshypothesen erfolgte mit Hilfe von T-Tests; die Ergebnisse wurden ggf. mit verteilungsfreien Verfahren überprüft. Das Signifikanzniveau wurde auf α=.05 festgelegt. Bei allen Analysen werden, falls notwendig, die nach Greenhouse-Geisser korrigierten Werte angegeben.

3.3.3 Subjektive Befindlichkeit

Subjektive Einschätzungen der Befindlichkeit wurden über Eingaben in den von den Probanden mitgeführten Taschencomputer erfasst; Eingaben wurden alle 10 bis 20 Minuten gefordert. Die Items der subjektiven Abfragen entsprachen denen aus Untersuchung I.

Zu den Laborterminen T2 und T3 wurde (jeweils vor der freien Reproduktion der gelernten Wörter) zusätzlich zu den Befindlichkeitsitems der Taschencomputer-Abfrage, die aktuelle Stimmung, subjektive Müdigkeit und innere Unruhe über den MDBF von Steyer und Mitarbeitern (1997) erfasst (s. Untersuchung I).

3.3.4 Physiologische Maße

Für folgende Zeiträume wurde die durchschnittliche Herzfrequenz, AHR-Intensität und AHR-Anzahl berechnet: während der definierten Beanspruchungssituationen (Referat bzw. Testphase des TSST), während der Antizipationsphase (15 Minuten vor Referatsbeginn bzw. ab Vorstellung der Kommission bis Beginn der Testphase des TSST) und während der selbst gewählten neutralen Lernsituation (15 Minuten bzw. 30 Minuten vor dem Lernen der Liste). Da die durchschnittliche zeitliche Dauer der Referate 33 Minuten betrug, wurde für den Vergleich von Beanspruchungsphase und Kontrollsituation in Untersuchung IIa für die Kontrollbedingung ein Zeitraum von 30 Minuten gewählt. Die durchschnittliche Dauer der Testphase des TSST lag hingegen bei 12 Minuten, somit wurde in Untersuchung IIb auch für die Kontrollbedingung ein Zeitraum von 15 Minuten angesetzt. Die durchschnittliche Intensität der AHR wurde für die relevanten Zeiträume über Aggregation der auf Minutenbasis erhobenen AHR ermittelt (vgl. Myrtek, Foerster & Brügner, 2001). Zur Bildung der durchschnittlichen AHR-Anzahl in den relevanten Zeiträumen wurde die Anzahl der AHRs relativiert an der Minutenanzahl des interessierenden Zeitintervalls; durch Multiplikation mit 100 ergab sich der prozentuale Anteil an Minuten, die von einer AHR begleitet waren.

Zur Erfassung der subjektiven und physiologischen Daten während der 24-Stunden-Registrierung wurde ebenfalls das Freiburger Monitoring System eingesetzt (vgl. Abschnitt 2.3.5).

3.3.5 Lernsituationen und Lernmaterial

3.3.5.1 Lernsituationen in Untersuchung IIa

Eine der beiden Listen wurde direkt im Anschluss an die emotionale Beanspruchungsphase (Referat), die andere in einer vom Probanden selbstgewählten neutralen Situation (Kontrollbedingung) während der 24-Stunden-Registrierung gelernt. Der Abstand der beiden Lernsituationen betrug zwischen 3 und 23 Stunden. Die zeitliche Differenz zwischen Referatsende und Zeitpunkt des Listenlernens lag bei allen Probanden bei ca. 10-15 Minuten. Die Probanden suchten nach ihrem Referat Orte auf (Praktikumsräume, Flur, Bibliothek, o.ä.), wo in der Regel ungestörtes Lernen möglich war.

Zur Vermeidung von Reihenfolgeneffekten (wie z.B. Aneignung von effektiven Lernstrategien während des Lernens der ersten Liste) wurde die Reihenfolge der Lernsituationen randomisiert. Acht der in der Stichprobe verbleibenden Versuchspersonen lernten zuerst in der Beanspruchungssituation und zwölf zuerst in der Kontrollbedingung (vgl. Abb. 13).

3.3.5.2 Lernsituationen in Untersuchung IIb

Eine der beiden Listen wurde direkt nach der Testphase des „Trier Social Stress-Test" (Beanspruchungsphase) gelernt, die andere in einer vom Probanden selbstgewählten neutralen Situation (Kontrollbedingung) während der 24-Stunden-Registrierung; zwischen beiden Lernbedingungen lagen mindestens zwei Stunden.

Trier Social Stress-Test (TSST)

Der TSST wurde als Instrument zur Induktion von moderatem psychologischem Stress unter Laborbedingungen entwickelt. Der TSST besteht aus einer Antizipationsphase (ca. zehn Minuten) und einer Testphase (ca. zehn Minuten), in der die Probanden vor einer Kommission eine freie Rede zu halten und anschließend eine Kopfrechenaufgabe zu lösen haben (Kirschbaum, Pirke & Hellhammer, 1993). Der TSST ist einer der am häufigsten verwendeten psychologischen Stressoren. In einer Meta-Analyse über 208 Laborstudien zu akuten psychologischen Stressoren belegen Dickerson und Kemeny (2004), dass durch den TSST robuste physiologische Stressreaktionen provozierbar sind. Aus diesen Gründen erscheint der TSST als Methode der Wahl zur Stressinduktion im Labor.

Die Durchführung des Tests war sehr eng an der Vorgehensweise von Kirschbaum, Pirke und Hellhammer (1993) ausgerichtet. Es wurden jedoch minimale Modifikationen in den Instruktionen vorgenommen, um den Stresstest adäquater an die spezifische Situation anzupassen und dadurch realistischer erscheinen zu lassen. Aus organisatorischen Gründen mussten einige Zeitabstände der Speichelproben verändert werden.

Bei der telefonischen Terminvereinbarung wurden die Probanden darüber informiert, dass im Laufe des Experiments ein fiktives Bewerbungsgespräch stattfinden würde und darauf hingewiesen, dass aufgrund der Cortisolerhebung bestimmte Verhaltensregeln einzuhalten seien. Die Teilnahme war nur in gesundem und medikamentenfreiem Zustand möglich. Ab einer Stunde vor Testbeginn sollten folgende Bedingungen erfüllt sein: kein Nikotin- oder Koffeinkonsum, kein Konsum von Getränken mit niedrigem ph-Wert, keine Nahrungsmittelaufnahme. Spätestens zwei Stunden vor Testbeginn sollten die Teilnehmer keiner extremen körperlichen Anstrengung oder starkem Stress mehr ausgesetzt sein und keinen Alkohol mehr zu sich genommen haben.

Zu Beginn des TSST wurde der Proband in den Vortragsraum gebracht, wo er von einer Kommission, die sich aus zwei Mitarbeiterinnen und einem Mitarbeiter der Abteilung zusammensetzte, erwartet wurde und durch den Versuchsleiter für die Vortragssituation instruiert wurde (Antizipationsphase). Die Versuchsteilnehmer wurden gebeten, sich in die Rolle eines Bewerbers in einem Vorstellungsgespräch hineinzuversetzen. Die Aufgabe bestand darin, sich in einer fünfminütigen, freien Rede kurz vorzustellen, anschließend ausführlich auf persönliche Stärken und Schwächen einzugehen und dabei die Kommission zu überzeugen, der am besten geeignete Kandidat für die vakante Stelle zu sein. Dem Probanden wurde nahe gelegt, sich möglichst authentisch und glaubwürdig zu präsentieren, da die Abteilung an den Videoaufzeichnungen, die von den Gesprächen gemacht würden, interessiert sei und diese gerne zu Trainingszwecken verwenden würde. Desweiteren wurde erwähnt, dass das nonverbale Verhalten während des Gesprächs dokumentiert würde. Zuletzt wurde noch eine weitere Aufgabe angekündigt, die jedoch zu diesem Zeitpunkt nicht genauer erläutert wurde; es handelte sich hierbei um eine fünfminütige Kopfrechenaufgabe, bei der in Dreizehnerschritten von 1687 rückwärts zu zählen war und bei Rechenfehlern immer wieder von neuem begonnen werden musste. Der Vortrag des Probanden wurde durch kritische Fragen der Kommission, die instruiert war, keinerlei nonverbale Reaktionen zu zeigen, begleitet. Zur zehnminütigen Vorbereitung auf das Gespräch (Antizipationsphase) wurde der Proband in einen anderen Raum gebracht, mit Stift und Papier versorgt, jedoch darüber informiert, dass er während seines Vortrags keine Notizen benutzen dürfe.

Im Anschluss an die Testphase des TSST hielten sich die Probanden zum Lernen der Liste alleine und ungestört im Vorbereitungsraum auf. Das Lernen der Liste nach Ende des TSST erfolgte in allen Fällen nach höchstens vier Minuten. Zur Vermeidung von Reihenfolgeneffekten wurde die Reihenfolge der Lernsituationen randomisiert. Bei der Lernsituation nach dem TSST handelte es sich für zehn der Probanden um die zeitlich erste Bedingung, für elf um die zweite.

3.3.5.3 Lernmaterialien

Die beiden zu lernenden Listen, die auf dem Display des Taschencomputers präsentiert worden waren, bestanden aus jeweils 30 Substantiven und waren dem Handbuch deutschsprachiger Wortnormen von Hager und Hasselhorn (1994) entnommen. 20 der Wörter waren emotional bedeutsame Substantive (positive und negative Valenz), bei den restlichen zehn handelte es sich um neutrale Wörter. Eine Besonderheit gegenüber Untersuchung I stellte die Verwendung von situationsbezogenem Lernmaterial dar. Hierfür wurden Substantive ausgewählt, von denen angenommen wurde, dass sie gut mit einer Referats- bzw. Prüfungssituation assoziierbar waren. Die Listen wurden hinsichtlich Valenz, Erregungsgrad, Bildhaftigkeit und Wortlänge parallelisiert. T-Tests für unabhängige Stichproben bestätigten die Gleichwertigkeit der beiden Listen; außerdem war die Listenzuordnung randomisiert – die Hälfte der Probanden lernte die eine der beiden Listen in der Beanspruchungssituation, die andere Hälfte die andere Liste. Bezüglich der Valenz wurde eine möglichst hohe Ausprägung angestrebt, während die neutralen Wörter möglichst nahe bei Null lagen. Die Bildhaftigkeit des Lernmaterials musste (aufgrund der schwachen Ausprägungen der situationsbezogenen Wörter auf dieser Dimension) relativ gering gehalten werden. Der Erregungsgrad der neutralen Wörter war etwas schwächer als derjenige der emotionalen Wörter.

Zur Einschätzung des Situationsbezugs des Lernmaterials wurden die Wörter sechs Personen vorgelegt. Die Substantive waren auf einer sechsstufigen bipolaren Ratingskala hinsichtlich der Frage „Als wie passend empfinden Sie die folgenden Wörter zu einer Referatssituation (an der Uni aus Sicht des Referenten)?“ zu beurteilen. Die Listen enthielten (gemäß der gemittelten sechs Einschätzungen) jeweils 13 referatsbezogene und drei prüfungsbezogene Wörter. Ein referatsbezogenes Wort war beispielsweise „Thema“, ein prüfungsbezogenes „Druck“. In Liste 1 hatten sechs der situationsbezogenen Wörter positive Valenz, vier negative, sechs der Wörter waren neutral. Liste 2 bestand aus sieben positiven, vier negativen und fünf neutralen situationsbezogenen Substantiven. Die restlichen Wörter wiesen nach Einschätzung der Beurteiler einen geringen Situationsbezug auf. Die beiden Listen waren in Bezug auf die situationsbezogenen Wörter hinsichtlich Valenz, Erregungsgrad, Bildhaftigkeit und Wortlänge gleichwertig.

Die Wörter wurden mit einer Darbietungszeit von 15 Sekunden pro Sechserblock in fünf Durchgängen präsentiert. Die Substantive innerhalb der Listen wurden für jeden Probanden neu angeordnet und in jedem der fünf Lerndurchgänge in veränderter Reihenfolge gezeigt. Im Anschluss an jeden Lerndurchgang sollte angegeben werden, ob die Liste gelernt wurde, am Ende der Gedächtnisaufgabe wurde über eine siebenstufige Ratingskala das Ausmaß von Störungen oder Ablenkungen während des Lernens erfragt.

3.3.6 Endokrine Variablen

Die emotionale Beanspruchung auf hormoneller Ebene wurde (nur unter Laborbedingungen) über die Erhebung von Speichelcortisol erfasst. Zur Baselinebildung diente der Mittelwert aus drei Speichelproben, die die Probanden vor Ankündigung des TSST abgaben. Zehn Minuten nach Ankunft des Probanden im Labor wurde die erste Speichelprobe verlangt. Die zweite Probe wurde nach weiteren zehn Minuten genommen. Während dieses Zeitraums bearbeiteten die Probanden Fragebögen oder erhielten Instruktionen bezüglich der Handhabung des Taschencomputers. Die dritte Speichelentnahme erfolgte bei der Hälfte der Probanden (Gruppe 1), bei denen die Registrierung bereits am Vortag begonnen worden war, nach ca. weiteren zehn Minuten. Bei den Probanden, bei denen das Anlegen des FMS direkt vor dem TSST erfolgte (Gruppe 2), wurde zwischen dritter Probe und Ende des Standardprotokolls des FMS (aufgrund der körperlichen Betätigung) ein Mindestabstand von zehn Minuten angesetzt (vgl. hierzu Abb. 14); je nach zeitlichem Bedarf für Anbringung der Geräte, Signalüberprüfung und Standardprotokoll betrug bei Gruppe 2 die zeitliche Differenz zur zweiten Probe zwischen 37 und 60 Minuten. Diese ersten drei Cortisolproben wurden in die Baselineberechnung einbezogen.

Nach Ablauf der Vorbereitungszeit auf die freie Rede (unmittelbar vor der Testphase des TSST) wurde die vierte Speichelprobe erbeten; der Proband wurde dann vom Versuchsleiter, der während des Stresstests nicht anwesend war, zum Vortragsraum begleitet. Die fünfte Probe wurde direkt im Anschluss an die Rechenaufgabe (Ende der Testphase des TSST) genommen. Nach Lernen der Wortliste und freier Reproduktion des Lernmaterials erfolgte die sechste Speichelprobe. In ca. zehnminütigen Abständen wurde die siebte und achte Entnahme durchgeführt. Während dieser Zeit füllten die Probanden die restlichen Fragebögen aus. Da Speichelcortisol seinen Peak spätestens 30 Minuten nach Beginn der Stressexposition erreicht (vgl. Kirschbaum, Pirke & Hellhammer, 1993), betrug der zeitliche Abstand zwischen der letzten Cortisolprobe und Beginn des TSST mindestens 30 Minuten.

Zur Entnahme der Speichelproben wurden Salivetten der Firma Sarstedt verwendet. Die Probanden wurden angewiesen, die Watteröllchen mindestens 30 Sekunden im Mund zu belassen. Die Cortisolproben wurden gekühlt gelagert, innerhalb von drei Wochen zentrifugiert und anschließend bis zur Analyse (Labor Prof. Dr. Dr. J. Hennig, Universität Gießen) bei -20°C tiefgefroren. Zur Ermittlung des Cortisolanstiegs (Beanspruchungsreaktion in Folge des TSST) wurden Differenzen zwischen dem Maximalwert nach Stressexposition und der Baseline gebildet. Aufgrund der Ausschlusskriterien mussten keine Cortisolproben verworfen werden (vgl. Abschnitt 3.3.5.2). Es ist jedoch anzumerken, dass bei den weiblichen Versuchspersonen die Phase des Menstruationszyklus und die Einnahme oraler Kontrazeptiva nicht kontrolliert worden war.

3.3.7 Erfassung der Gedächtnisleistung

Die Gedächtnisleistung wurde zu allen Testzeitpunkten (T1, T2, T3) über die Anzahl korrekt reproduzierter Wörter ermittelt. Zusätzlich wurden, zur Überprüfung, in welchem Ausmaß gelerntes Material über den Zeitraum von einer Woche wieder vergessen wurde, Differenzen zwischen der Reproduktionsleistung zum T3- und zum T1- Zeitpunkt gebildet.

Zur Analyse der Situationsbezogenheit des Materials wurde die Anzahl der erinnerten situationsbezogenen Substantive an der Gesamtanzahl der vom jeweiligen Probanden korrekt reproduzierten Wörter aus der entsprechenden Liste relativiert. Die Reproduktion des erinnerten Lernmaterials erfolgte durch das Aufsprechen der Wörter auf ein digitales Diktiergerät mit Zeitmarkierung der Aufnahmezeiten.

Die erste freie Reproduktion wurde direkt im Anschluss an das Lernen der Wortliste durchgeführt. Mit Ausnahme von drei Fällen, in denen zwischen Ende der zugehörigen PSION-Abfrage und Beginn der Reproduktion zwei, drei und vier Minuten lagen, begannen die Probanden mit dem Reproduzieren der Substantive in der folgenden Minute nach Ende der Listenpräsentation.

In der Regel wurden beide Listen an Tag 1 gelernt; die zweite Reproduktion der Wörter erfolgte an Tag 2 nach Beendigung der 24-Stunden-Registrierung. Aus organisatorischen Gründen lernten in Untersuchung IIa jedoch sechs der Teilnehmer die erste Liste in der neutralen Situation am ersten Tag der Registrierung und hielten das Referat erst am darauffolgenden Tag; die zweite Reproduktion des Lernmaterials erfolgte dann am dritten Tag (vgl. Abb. 13).

In Untersuchung IIb erfolgte für die Versuchspersonen, die als erste Lernsituation die Kontrollbedingung hatten (Gruppe 1), das Lernen der Listen an Tag 1 und Tag 2, die zweite Reproduktion erst an Tag 3 (vgl. Abb. 14). Der Abstand zwischen Lernzeitpunkt und drittem Labortermin betrug in der Regel sechs bis acht Tage; bei zwei Probanden waren es neun und zehn Tage.

3.3.8 Persönlichkeitseigenschaften und Depressivität

Die Persönlichkeitseigenschaften Extraversion und Emotionalität wurden durch das FPI-R (Fahrenberg, Hampel & Selg, 2001) erhoben, Depressivität mittels ADS (Hautzinger & Bailer, 1993).

3.3.9 Prozedur

Der Versuchsablauf der Untersuchungen IIa und IIb war, um eine möglichst gute Vergleichbarkeit von Labor- und Feld-Setting zu ermöglichen, bis auf die Wahl der emotionalen Beanspruchungssituation, identisch.

3.3.9.1 Prozedur Untersuchung IIa

Labortermin 1

Nach informierter schriftlicher Zustimmung wurden die Probanden zunächst in die Handhabung des Taschencomputers eingewiesen (vgl. Untersuchung I). Anschließend wurden die beiden Lernbedingungen näher erläutert: Das Lernen der einen Liste und die Reproduktion der Wörter erfolgte direkt im Anschluss an das Referat. Hierfür sollten die Probanden die Lehrveranstaltung verlassen und sich an einen ungestörten Ort zurückziehen. Die zweite Liste war in einer selbst definierten angenehmen und ungestörten Situation (Kontrollbedingung) während der 24 h-Registrierung zu lernen. Die Kontrollbedingung war im zeitlichen Abstand von mindestens zwei Stunden zur Lehrveranstaltung mit der Seminarpräsentation (Beanspruchungsbedingung) zu wählen.

Die Präsentation der Wortliste auf dem Display des Taschencomputers konnte über die Bejahung der Frage „Wollen Sie die Liste jetzt lernen?“, die im Anschluss an jede Taschencomputer-Abfrage, die einen Mindestabstand zur ersten Lernsituation von zwei Stunden aufwies, zu beantworten war, provoziert werden. Die Taschencomputer-Abfrage konnte ggf. auch vom Probanden zum gewünschten Lernzeitpunkt über Tastendruck selbst ausgelöst werden.

Die Instruktionen zum Lernen und zur Reproduktion der Listen waren identisch mit denen aus Untersuchung I (vgl. Abschnitt 2.3.11). Ebenso erfolgte auch das Anlegen der Datenerfassungsgeräte für die Registrierung und die Durchführung des Standardprotokolls (vgl. Untersuchung I). Direkt nach dem Start der Datenaufzeichnung wurden die Probanden in den Alltag entlassen.

Psychophysiologische Registrierung im Alltag (T1)

Im Abstand von 10 bis 20 Minuten erfolgten subjektive Angaben zu Setting und Befindlichkeit über Eingaben in den Pocket-PC. Lernen und Reproduktion beider Listen (T1) wurden im natürlichen Setting, d.h. in der vom Probanden selbst gewählten neutralen Situation (Kontrollbedingung) und nach der Seminarpräsentation (Referat), realisiert.

Labortermin 2 am Tag nach Registrierung im Alltag (T2)

Nach dem Ablegen der Registriergeräte erfolgte im Anschluss an die Selbsteinschätzung der aktuellen Befindlichkeit, die zweite freie Reproduktion (T2) des im Feld gelernten Materials (vgl. Untersuchung I).

Labortermin 3 (T3)

Eine Woche später wurde nochmals von allen Probanden die freie Reproduktion der gelernten Wörter erbeten (T3).

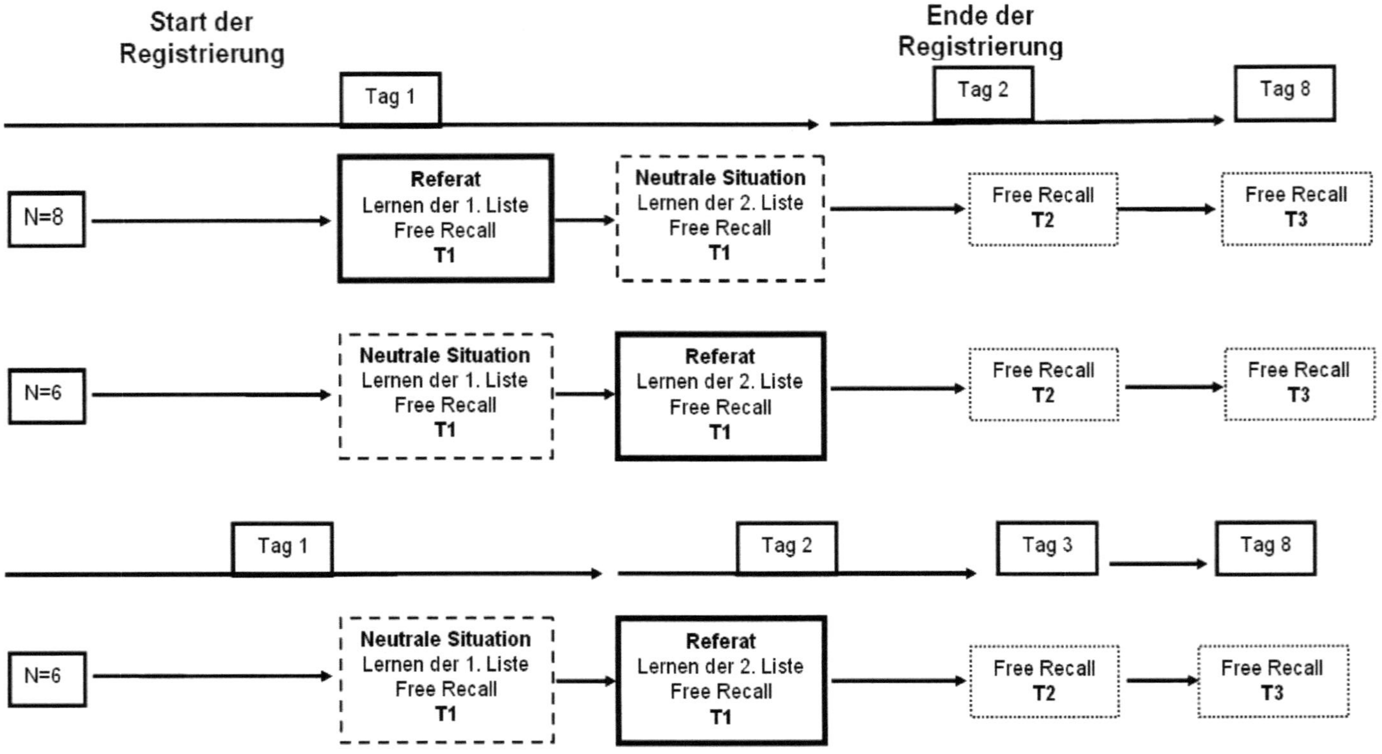

Abb. 13: Lern- und Reproduktionszeitpunkte in Untersuchung IIa.

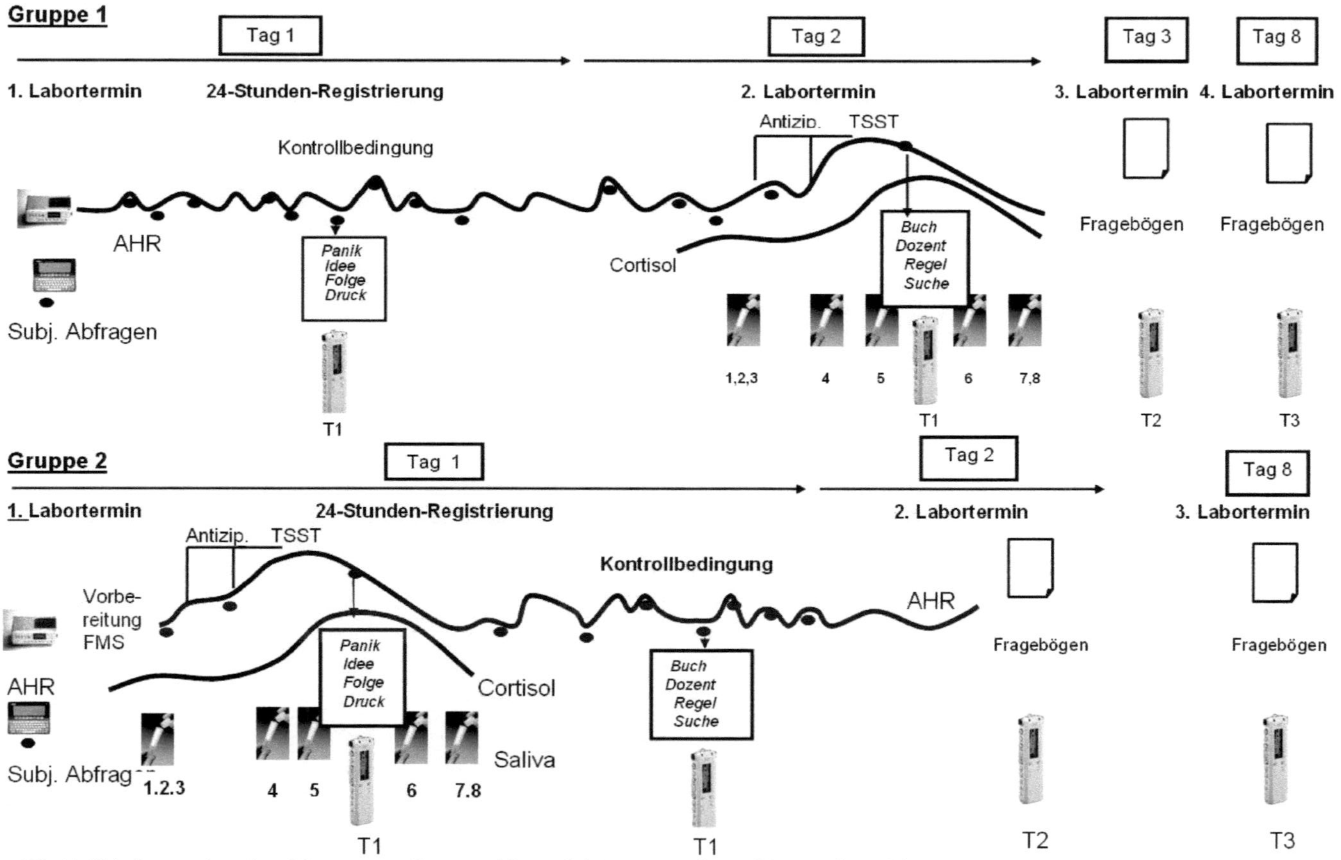

Abb. 14: Erhebungszeitpunkte, Messsysteme, Lern- und Reproduktionszeitpunkte in Untersuchung IIb.

3.3.9.2 Prozedur Untersuchung IIb

Labortermin 1

Zunächst wurden die Probanden in die Handhabung des Taschencomputers eingewiesen. Anschließend wurden die beiden Lernbedingungen näher erläutert: Eine der beiden Listen wurde unmittelbar nach dem TSST gelernt; die Probanden befanden sich zum Lernen und Reproduzieren der Liste allein und ungestört im Untersuchungsraum. Die zweite Liste war in einer selbst gewählten angenehmen und ungestörten Situation mit einem Mindestabstand von zwei Stunden zum TSST zu lernen. Desweiteren erfolgte das Anlegen der Datenerfassungsgeräte für die Registrierung und die Durchführung des Standardprotokolls.

Die Hälfte der Probanden (Gruppe 1) begann mit der psychophysiologischen Registrierung im Alltag. Die anderen Versuchspersonen (Gruppe 2) unterzogen sich direkt im Anschluss an das Anlegen des FMS dem TSST, lernten unmittelbar nach dem Beanspruchungstest die erste Wortliste, reproduzierten die gelernten Wörter (T1) und verließen erst danach für die weitere Registrierung im Alltag das Labor.

Psychophysiologische Registrierung im Alltag

Im Abstand von 10 bis 20 Minuten erfolgten subjektive Angaben zu Setting und Befindlichkeit über Eingaben in den Pocket-PC. Die eine der beiden Listen wurde in einer selbst gewählten Situation (Kontrollbedingung) unter Alltagsbedingungen gelernt und reproduziert (T1).

Labortermin am Tag nach der Registrierung im Alltag

Für Gruppe 2 erfolgte, nach dem Ablegen der Registriergeräte, im Anschluss an die Selbsteinschätzung der aktuellen Befindlichkeit, die zweite freie Reproduktion (T2) des im Feld gelernten Materials (vgl. Untersuchung I). Gruppe 1 unterzog sich zunächst dem TSST. Im Anschluss an die Testphase des TSST erfolgte Lernen und Reproduktion der zweiten Liste (T1). Dann wurde die psychophysiologische Registrierung mit Abnahme der Geräte beendet.

Labortermin am folgenden Tag

Für Gruppe 1 erfolgte, im Anschluss an die Selbsteinschätzung der aktuellen Befindlichkeit, die zweite freie Reproduktion (T2) des im Feld gelernten Materials. Dieser Termin entfiel für Gruppe 2.

Labortermin nach einer Woche

Eine Woche später wurde nochmals von allen Probanden die freie Reproduktion der gelernten Wörter erbeten (T3).

3.3.10 Stichprobe

3.3.10.1 Untersuchung IIa

Die Stichprobe dieser Untersuchung umfasste 25 Studierende der Albert-Ludwigs-Universität Freiburg (17 Frauen und 8 Männer). Das mittlere Alter betrug 23,6 Jahre (Range: 19 – 39 Jahre). Studienrichtungen waren wie folgt vertreten: 16 Personen studierten Psychologie, 8 Personen eine Geisteswissenschaft und 1 Person eine Naturwissenschaft. In Bezug auf die Reproduktionsaufgabe konnten 20 der 25 Datensätze verwendet werden. Bei den 20 Probanden handelte es sich um 13 Frauen und 7 Männer. Vier der Datensätze wurden wegen beträchtlicher Störungen während des Lernens der Wortlisten verworfen, einer aufgrund eines technischen Defekts des Taschencomputers. Die physiologischen Daten von drei Versuchspersonen waren aufgrund technischer Schwierigkeiten unbrauchbar.

3.3.10.2 Untersuchung IIb

An Untersuchung IIb hatten 23 Probanden teilgenommen; 12 Frauen und 11 Männer. Das mittlere Alter betrug 23,6 Jahre (Range: 19 – 29 Jahre). 15 Personen waren Studierende einer Geisteswissenschaft, 7 Studierende einer Naturwissenschaft. Einer der Probanden war Abiturient. Studierende der Psychologie waren von der Teilnahme ausgeschlossen. Die Daten der Gedächtnisaufgabe konnten von 11 weiblichen und 10 männlichen Versuchspersonen verwendet werden; von zwei Probanden wurden die Daten aufgrund von Störungen während des Lernens nicht in die Berechnungen eingeschlossen. Die physiologischen Daten einer Probandin wurden wegen technischer Probleme mit dem Messsystem verworfen. Die Assays von zwei Probanden konnten, aufgrund zu geringen Volumens, nicht in die Cortisol-Analysen einbezogen werden.

3.4 Ergebnisse Untersuchung IIa

3.4.1 Effekte der emotionalen Beanspruchungsbedingung

3.4.1.1 Physiologische Beanspruchungsreaktionen

Vergleich von Beanspruchungsphase und Kontrollbedingung

Die gemittelte Herzfrequenz in der Beanspruchungsphase unterschied sich signifikant von der Kontrollbedingung ($t(16)=4.32$; $p=.001$). Hinsichtlich der durchschnittlichen AHR ergab sich ein marginal signifikanter Unterschied (t(15)=1.97; p=.067). Die Anzahl der AHRs während der Beanspruchungsphase war ebenfalls marginal signifikant erhöht (t(15)=2.04; p=.059).

Vergleich von Antizipationsphase und Kontrollbedingung

Eine signifikante Herzfrequenzerhöhung (t(16)=4.68; p=.0001) und eine tendentiell erhöhte AHR-Anzahl (t(15)=1.96; p=.069) war in der Antizipationsphase im Vergleich zur Kontrollbedingung zu verzeichnen. Jedoch unterschied sich die durchschnittliche AHR-Intensität (t(15)=1.61; p=.129) nicht innerhalb der beiden Phasen.

Vergleich von Antizipationsphase und Beanspruchungssituation

Antizipations- und Beanspruchungsphase unterschieden sich weder in der durchschnittlichen Herzfrequenz (t(18)=-1.31; p=.205) noch in der AHR-Intensität (t(17)=0.02; p=.988) oder der AHR-Anzahl (t(17)=0.59; p=.565).

Vergleich von Beanspruchungsphase und Gesamtregistrierung

In der definierten Beanspruchungsphase zeigte sich im Vergleich zur restlichen Registrierungszeit eine hoch signifikante Erhöhung der durchschnittlichen Herzfrequenz (t(21)=5.6; p=.0001), während sich AHR-Intensität (t(21)=1.32; p=.202) und AHR-Anzahl (t(17)=1.18; p=.256) nicht bedeutsam unterschieden.

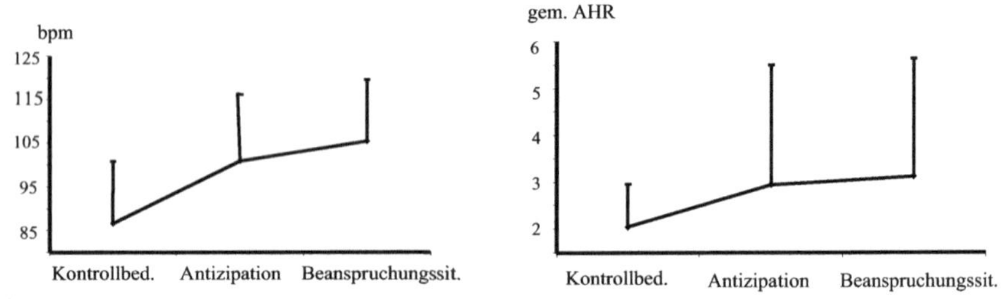

Abb. 15ab: Gemittelte Herzfrequenz (links) und AHR-Intensität (rechts) über alle Probanden hinweg in der Kontrollbedingung, der Antizipationsphase (vor der definierten Beanspruchungssituation) und der Beanspruchungsphase [Herzfrequenz: Schläge pro Minute; AHR-Intensität: Mittelwerte der auf Minutenbasis erhobenen AHRs].

3.4.1.2 Subjektive Beanspruchungsreaktionen

Erhebungszeitpunkte

Zur Überprüfung der Auswirkungen der emotionalen Beanspruchung auf subjektiver Ebene wurden die Befindlichkeitseinschätzungen zu den folgenden drei Zeitpunkten betrachtet:

– *Kontrollbedingung*: vom Probanden selbstgewählte Lernsituation im Laufe der psychophysiologischen Registrierung im Alltag; die Befindlichkeitseinschätzung erfolgte über die PSION-Abfrage

– *Antizipationsphase*: Befindlichkeitseinschätzung der letzten PSION-Abfrage vor Beginn der definierten Beanspruchungsphase.

– *Beanspruchungsphase*: PSION-Abfrage zum Zeitpunkt des Listenlernens unmittelbar nach der Beanspruchungssituation.

Für die Einschätzungen der Antizipationsphase wurden nur die Datensätze einbezogen, bei denen der zeitliche Abstand zum Beginn der definierten Beanspruchungssituation unter 60 Minuten lag; drei Probanden hatten innerhalb dieses Zeitintervalls keine Einschätzungen vorgenommen. Der durchschnittliche zeitliche Abstand zwischen den Befindlichkeitseinschätzungen der Antizipationsphase und dem Referatsbeginn lag bei 20 Minuten (SD 12 min).

Befindlichkeitseinschätzungen

Die subjektiven Einschätzungen zur empfundenen Beanspruchung in Beanspruchungs- und Kontrollbedingung unterschieden sich marginal signifikant ($t(23)=1.83$; $p=.08$). Unmittelbar im Anschluss an die Beanspruchungssituation wurde bedeutend mehr Aufregung empfunden als in der neutralen Situation ($t(23)=2.14$; $p=.043$). Bezüglich der Stimmungslage zeigten sich jedoch keine Unterschiede in den beiden Phasen ($t(23)=1.47$; $p=.156$). Antizipationsphase und Kontrollbedingung unterschieden sich hinsichtlich Beanspruchungsempfinden ($t(20)=5.88$; $p=.0001$), subjektiver Aufregung ($t(20)=6.59$; $p=.0001$) und Stimmungslage ($t(20)=-2.54$; $p=.02$). In allen drei Situationen wurden am häufigsten „keine Emotionen" angegeben. Die in Beanspruchungs- und Kontrollbedingung am häufigsten genannte Emotion war Freude, in der Antizipationsphase Furcht.

3.4.2 Einflüsse von Lernsituation und Lernmaterial auf die Gedächtnisleistung

Es zeigte sich eine bedeutsame Verminderung der Gedächtnisleistung über die drei *Reproduktionszeitpunkte* hinweg ($F(1.68, 31.94)=165.44$; $p=.0001$). Die durchschnittliche Anzahl korrekt reproduzierter Wörter lag zum ersten Reproduktionszeitpunkt bei 28.7 (SD 6.63), beim zweiten Testzeitpunkt bei 13.8 (SD 5.83) und bei der dritten freien Reproduktion bei 11.45 (SD 5.58).

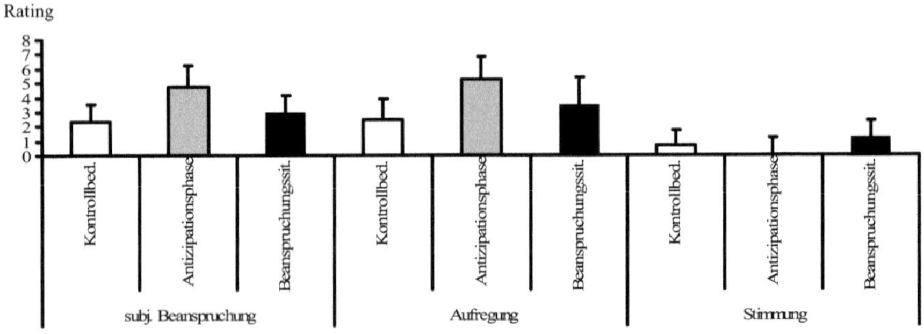

Abb.16: Befindlichkeitsratings zur subjektiven Beanspruchung, Aufgeregtheit und Stimmungslage in Kontrollbedingung, Antizipations- und Beanspruchungssituation.

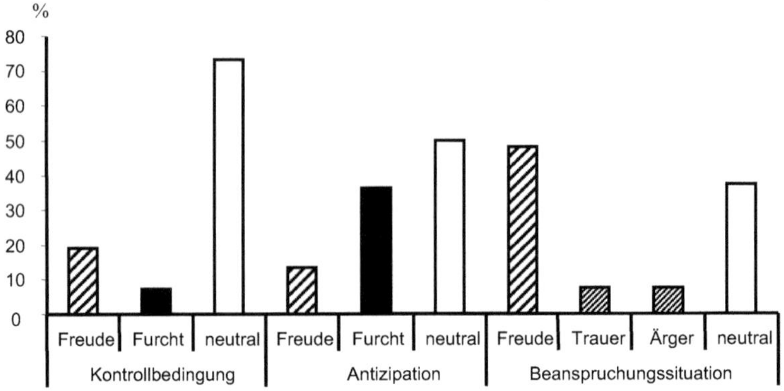

Abb. 17: Emotionen in Kontrollbedingung, Antizipations- und Beanspruchungssituation.

Ein bedeutsamer Einfluss der *Lernsituation* (*Hypothese 1*) auf die Reproduktionsleistung (F(1, 19)=0.05; p=.82) war nicht nachweisbar. Die *Valenz des Lernmaterials* (*Hypothese 2*) zeigte ebenfalls keine bedeutsamen Effekte auf die Reproduktionsleistung (F(1.93, 36.74)=2.02; p=.148). Es zeichnete sich keine *Interaktion zwischen Lernsituation und Lernmaterial* (*Hypothese 3)* ab (F(1.93, 36.57)=0.42; p=.65). Es zeigte sich ein Trend bezüglich der Wechselwirkung *Reproduktionszeitpunkt x Lernmaterial* (F(1.24, 23.49)=2.97; p=.09): während die Arbeitsgedächtnisleistung für Substantive mit negativer Valenz tendentiell besser ausfiel, ergaben sich bessere Langzeitgedächtnisleistungen für positives Lernmaterial.

Bezüglich der *Differenz zwischen der Gedächtnisleistungen von dritter und erster Reproduktion* zeigte sich kein signifikanter Einfluss der Lernsituation (F(1, 19)=0.42; p=.523) auf die Reproduktionsleistung. Der Haupteffekt Lernmaterial (F(1.8, 34.26)=2.73; p=.08) und die Wechselwirkung Lernsituation x Lernmaterial (F(1.77, 33.53)=2.93; p=.07) waren marginal signifikant: negative und neutrale Substantive wurden tendentiell eher vergessen als Wörter mit positiver Valenz. Wenn in der emotionalen Beanspruchungsbedingung gelernt worden war, wurden mehr neutrale als emotionale Wörter vergessen. Wurde jedoch in der Kontrollbedingung gelernt, zeigten die Probanden für Substantive mit negativer Valenz, im Vergleich zu neutralem oder positivem Lernmaterial, eher geringere Behaltensleistungen.

3.5 Ergebnisse Untersuchung IIb

3.5.1 Effekte der emotionalen Beanspruchungsbedingung

3.5.1.1 Physiologische Beanspruchungsreaktionen

Vergleich von Beanspruchungsphase und Kontrollbedingung

Beanspruchungs- und Kontrollsituation unterschieden sich sowohl hinsichtlich der durchschnittlichen Herzfrequenz (t(19)=2.35; p=.03) als auch der AHR-Intensität (t(19)=5.39; p=.0001) und AHR-Anzahl (t(19)=4.01; p=.001).

Vergleich von Antizipationsphase und Kontrollbedingung

Die durchschnittliche AHR-Intensität erlaubte eine eindeutige Differenzierung von Antizipations- und Kontrollphase (t(19)=2.45; p=.02), was auch aufgrund der Prüfung mit einem verteilungsfreien Verfahren bestätigt werden konnte. In der Antizipationsphase war eine marginal erhöhte AHR-Anzahl (t(19)=1.98; p=.06) zu verzeichnen; auch der Wilcoxon-Test zeigte einen marginal signifikanten Unterschied der AHR-Anzahl in den beiden Phasen. Die Herzfrequenz (t(19)=0.55; p=.59) unterschied sich jedoch nicht.

Vergleich von Antizipationsphase und Beanspruchungssituation

Die durchschnittliche Herzfrequenz (t(19)=-4.09; p=.001) und die AHR-Intensität (t(19)=-2.73; p=.01) waren in der Beanspruchungssituation im Vergleich zur Antizipationsphase signifikant erhöht; bezüglich der AHR-Intensität wurde, aufgrund von Voraussetzungsverletzungen, zusätzlich der Wilcoxon-Test berechnet, der ebenfalls einen signifikanten Unterschied zeigte. Hinsichtlich der durchschnittlichen AHR-Anzahl unterschieden sich die beiden Bedingungen jedoch nicht (t(19)=-0.78; p=.45).

Vergleich von Beanspruchungsphase und Gesamtregistrierung

Für die Herzfrequenz ergab sich eine marginal signifikante Erhöhung in der Beanspruchungssituation im Vergleich zur Gesamtregistrierung (t(17)=1.89; p=.07). Die durchschnittliche AHR-Intensität (t(19)=4.36; p=.0001) und AHR-Anzahl (t(19)=3.47; p=.003) waren während der Testphase des TSST signifikant erhöht.

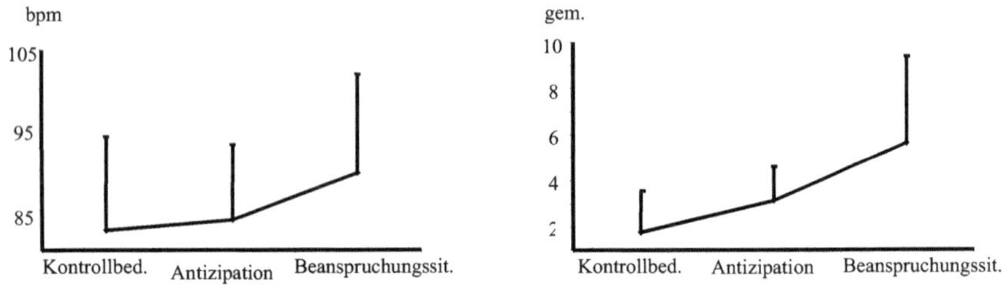

Abb. 18ab: Gemittelte Herzfrequenz (links) bzw. AHR-Intensität (rechts), über alle Probanden hinweg, in der Kontrollbedingung, der Antizipationsphase (vor der definierten Beanspruchungssituation) und in der Beanspruchungsphase [Herzfrequenz: Schläge pro Minut; AHR-Intensität: Mittelwerte auf Minu- tenbasis erhobenen AHR].

3.5.1.2 Subjektive Beanspruchungsreaktionen

Erhebungszeitpunkte

Zur Überprüfung der Auswirkungen der emotionalen Beanspruchung auf subjektiver Ebene wurden die Befindlichkeitseinschätzungen zu den folgenden drei Zeitpunkten betrachtet:
Kontrollbedingung: vom Probanden selbstgewählte Lernsituation im Laufe der psychophysiologischen Registrierung im Alltag; die Befindlichkeitseinschätzung erfolgte über die PSION-Abfrage.
Antizipationsphase: Befindlichkeitseinschätzung der letzten PSION-Abfrage vor Beginn der definierten Beanspruchungsphase.
Beanspruchungsphase: PSION-Abfrage zum Zeitpunkt des Listenlernens unmittelbar nach der Beanspruchungssituation.

Bei sieben Probanden war keine subjektive Abfrage innerhalb des Antizipationszeitraums, der sich von der Vorstellung der Kommission bis zum Beginn des fiktiven Bewerbungsgesprächs (Testphase TSST) erstreckte, ausgelöst worden. Der durchschnittliche zeitliche Abstand zwischen den vorhandenen Befindlichkeitseinschätzungen und dem Beginn der Testphase lag bei 6 Minuten (SD 5 min).

Befindlichkeitseinschätzungen

Die subjektiven Einschätzungen zur empfundenen Beanspruchung (t(23)=3.57; p=.002), zur subjektiven Aufgeregtheit (t(22)=3.97; p=.001) und zur Stimmungslage (t(22)=-3.1; p=.005) unterschieden sich in Beanspruchungs- und Kontrollbedingung signifikant. Antizipationsphase und Kontrollbedingung unterschieden sich auch hinsichtlich Beanspruchungsempfinden (t(15)=3.93; p=.001), subjektiver Aufregung (t(15)=6.3; p=.0001) und Stimmungslage (t(15)=-2.57; p=.02).

In allen drei Situationen wurde am häufigsten „keine Emotion" angegeben. Die in Beanspruchungs- und Kontrollbedingung am häufigsten genannte Emotion war Freude, in der Antizipationsphase Furcht.

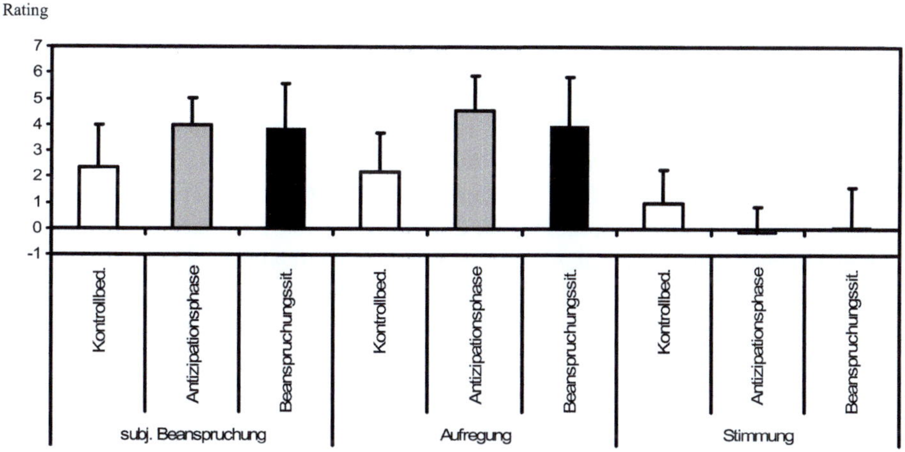

Abb.19: Befindlichkeitsratings zur subjektiven Beanspruchung, Aufgeregtheit und Stimmungslage in Kontrollbedingung, Antizipations- und Beanspruchungssituation.

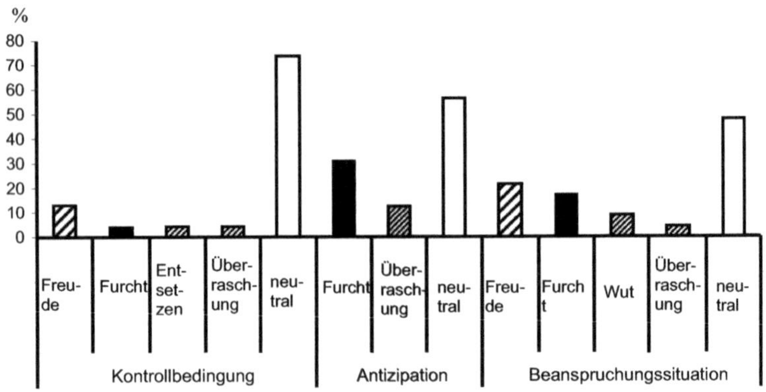

Abb. 20: Emotionen in Kontrollbedingung, Antizipations- und Beanspruchungssituation.

3.5.2 Einflüsse von Lernsituation und Lernmaterial auf die Gedächtnisleistung

Es zeigte sich eine bedeutsame Verminderung der Reproduktionsleistung über die drei *Reproduktionszeitpunkte* hinweg (F(1.25, 24.97)=154.24; p=.0001). Die durchschnittliche Anzahl korrekt reproduzierter Wörter lag zum ersten Reproduktionszeitpunkt bei 26 (SD 7.97), beim zweiten Testzeitpunkt bei 11.19 (SD 7.24) und bei der dritten freien Reproduktion bei 9.57 (SD 6.57).

Ein signifikanter Einfluss der *Lernsituation* (*Hypothese 1*) auf die Reproduktionsleistung fand sich nicht (F(1, 20)=0.56; p=.46). Es ergab sich jedoch ein bedeutsamer Effekt der *Valenz des Lernmaterials* (*Hypothese 2*) auf die Reproduktionsleistung (F(2, 40)=3.27; p=.048); negatives Material wurde schlechter erinnert als neutrales. Es zeichnete sich keine *Interaktion zwischen Lernsituation und Lernmaterial* (*Hypothese 3*) ab (F(1.92, 38.37)=1.08; p=.35).

Auch für die *Differenz zwischen der Gedächtnisleistung bei dritter und erster Reproduktion* zeigten sich keine bedeutsamen Einflüsse der Lernsituation (F(1, 20)=0.46; p=.50), des Lernmaterials (F(1.63, 32.5)=4.6; p=.60) oder deren Wechselwirkung (F(1.76, 35.09)=0.04; p=.95).

3.5.3 Modulierende Variablen

3.5.3.1 Störungen während des Lernens

Da nach Ausschluss der Probanden, deren Lernsituationen von starken Störungseinflüssen begleitet waren (siehe Abschnitt 3.3.10), die Störungseinschätzungen der in der Stichprobe verbliebenen Teilnehmer sehr gering ausfielen und sich auch keinerlei bedeutsame Korrelationen zwischen den Reproduktionsleistungen und den subjektiv empfundenen Störungen während des Lernens ergaben, wurde diese potentielle Störgröße in den Analysen nicht weiter berücksichtigt.

3.5.3.2 Einfluss des Situationsbezugs des Lernmaterials

Es ergaben sich weder hinsichtlich der Wörter mit Referatsbezogenheit noch bezüglich der prüfungsrelevanten Substantive verbesserte Reproduktionsleistungen für die Situation, in der ein semantischer Bezug zwischen Lernsituation und Lernmaterial vorhanden war (Beanspruchungsphase), im Vergleich zur Kontrollbedingung.

3.5.4 Explorative Analysen

3.5.4.1 Zusammenhänge subjektiver Beanspruchung mit physiologischen Reaktionen und der Gedächtnisleistung

Im Feld (Untersuchung IIa) ergab sich eine mittlere marginal signifikante Korrelation (r_s=.41; p=.05) zwischen subjektivem Beanspruchungsempfinden und physiologischer Aktivierung für die Beanspruchungsbedingung. Im Labor (Untersuchung IIb) zeigte sich kein signifikanter Zusammenhang. Auch in der Kontrollbedingung waren in beiden Teilexperimenten keine bedeutsamen Zusammenhänge zwischen subjektivem Beanspruchungsempfinden und durchschnittlicher AHR nachweisbar. Im Feld korrelierten die emotionale Beanspruchungseinschätzung und die Reproduktionsleistung nicht, während sich im Labor eine mittlere Korrelation der empfundenen Beanspruchung direkt nach der Testphase des TSST und der Langzeitgedächtnisleistung fand (T2: r=.33, p=.03; T3: r=.33, p=.03).

3.5.4.2 Zusammenhänge zwischen der Intensität der endokrinen Beanspruchungsreaktion und der Gedächtnisleistung

In Untersuchung IIb (N=18) wurden lineare und parabolische Zusammenhänge zwischen Intensität der Cortisolreaktion und Gedächtnisleistung geprüft. Es zeigten sich jedoch keine bedeutsamen Zusammenhänge, weder bezogen auf die Gesamtreproduktionsleistung noch in Abhängigkeit von der Valenz des Lernmaterials, zwischen dem maximalen Cortisolwert nach Ende der Testphase des TSST und der Reproduktionsleistung zu den drei Reproduktionszeitpunkten.

Es ergaben sich ebenfalls keine signifikanten Zusammenhänge zwischen maximalem Cortisolwert und Reproduktionsleistung, wenn die Anzahl korrekt erinnerter Wörter mit emotionaler Färbung an der Gesamtreproduktionsleitung des Probanden relativiert wurde.

3.5.4.3 Konvergenzen zwischen physiologischen und endokrinen Parametern

Als Cortisol-Responder wurden diejenigen Probanden definiert, bei denen die höchste Cortisolkonzentration *nach* der Testphase des TSST (20 bis 35 Minuten nach Beginn der definierten Beanspruchungssituation) zu verzeichnen war und nicht vor Beginn der Testphase (siehe Abb. 21). Als Non-Responder wurden diejenigen Personen klassifiziert, die nicht mit einer Cortisolreaktion auf die emotionale Beanspruchungsphase reagierten. Die Wahrscheinlichkeit einer beanspruchungsinduzierten Cortisolreaktion lag knapp über 50 Prozent (elf Responder, zehn Non-Responder).

Die Cortisolanstiege der Responder (N=11) nach der Testphase des TSST korrelierten nicht mit der durchschnittlichen AHR-Anzahl während der Testphase (r=.50; p=.11). Es war jedoch ein marginal signifikanter Zusammenhang zwischen der durchschnittlichen AHR-Intensität und den Cortisolanstiegen nachweisbar (r=.59; p=.056).

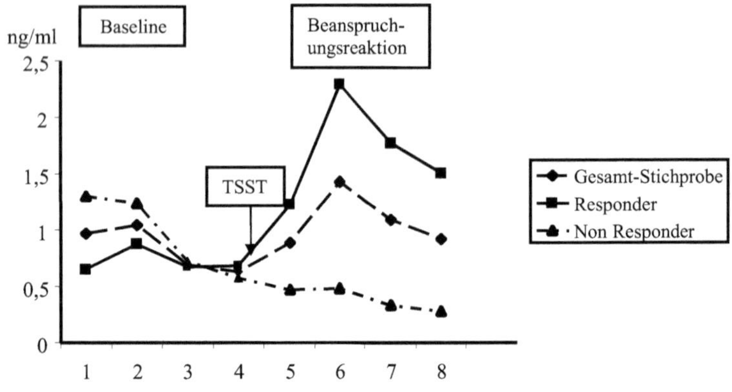

Abb. 21: Cortisolwerte der Gesamtstichprobe, der Responder und der Non-Responder in der Baseline-Phase (1-3), während der Antizipation (4), nach der Testphase des TSST (5-7) und in der Erholungsphase (8).

Korrelationen zwischen dem Cortisolwert und den beiden AHR-Werten wurden auch für die gesamte Stichprobe berechnet, wobei hier relative Cortisol-Maxima, d.h. Maximalwerte *nach* der Testphase des TSST, verwendet wurden.

Die relativen Cortisol-Maxima (N=20) und die AHR-Intensität ($r=.69$; $p=.001$) sowie die AHR-Anzahl ($r=.53$; $p=.016$) zeigten statistisch bedeutsame Zusammenhänge.

Die Cortisolanstiege der Responder (N=11) nach der Testphase des TSST korrelierten nicht mit der durchschnittlichen Herzfrequenz während der Testphase ($r=.41$; $p=.197$). Die relativen Cortisol-Maxima aller Probanden (N=19) und die Herzfrequenz zeigten statistisch bedeutsame Zusammenhänge ($r=.55$; $p=.015$).

3.5.4.4 Unterschiede zwischen Cortisol-Respondern und Non-Respondern hinsichtlich der Gedächtnisleistung

Non-Responder und Responder unterschieden sich nach der Beanspruchungsbedingung hinsichtlich der Cortisolkonzentration ($t(10.94)= -3.6$; $p=.004$; Mann-Whitney-Test ebenfalls signifikant). Für Responder zeigte ein T-Test für abhängige Stichproben einen bedeutsamen Unterschied zwischen Baseline und Cortisol-Maximum ($t(10)=-3.89$; $p=.003$; Wilcoxon-Test ebenfalls sign.).

Bedeutsame Unterschiede zwischen Respondern und Non-Respondern hinsichtlich der Gedächtnisleistung fanden sich jedoch nicht. Die Non-Responder reproduzierten zum Zeitpunkt T1 bedeutsam weniger korrekte neutrale Wörter, die in der Beanspruchungssituation gelernt worden waren, als die Cortisol-Responder (MW 28.0; SD 8.89 vs. MW 37.4; SD 6.46), wenn die Anzahl der reproduzierten emotionalen Wörter an der Gesamtreproduktionsleistung relativiert wurde ($t(16)=-2,61$; $p=.019$; Mann-Whitney-Test ebenfalls sign.). Stimmungskongruenzeffekte wurden nochmals ausschließlich bei Respondern geprüft, jedoch waren keinerlei Hinweise auf stimmungskongruentes Lernen nachweisbar.

3.6 Analysen mit aggregierten Datensätzen der Teiluntersuchungen IIa und IIb

3.6.1 Einflüsse von Lernsituation und Lernmaterial auf die Gedächtnisleistung

Da sich die beiden Teiluntersuchungen IIa und IIb hinsichtlich des Designs (mit Ausnahme der Beanspruchungsbedingung) entsprachen, war es möglich, die Datensätze beider Experimente innerhalb einer MANOVA zu analysieren, um so die Stichprobengröße auf 41 Versuchspersonen zu erhöhen.

Es wurden jedoch weder Effekte der emotionalen Beanspruchung auf die Gedächtnisleistung noch Hinweise auf stimmungskongruentes Lernen gefunden. Für neutrale Substantive zeigte sich ein Erinnerungsvorteil ($F(1.91, 76.48)=5.1$; $p=.009$) gegenüber emotionalem Lernmaterial.

Da es sich bei Situationen des freien Sprechens um Bedingungen handelt, die individuell unterschiedlich erlebt werden, wurden die Probanden zur Prüfung von Stimmungskongruenzeffekten in zwei Gruppen aufgeteilt: in Personen, die eine Basisemotion (a) mit positiver (N=15) oder (b) mit negativer Valenz (N=10) zum Lernzeitpunkt nach der Beanspruchungssituation angegeben hatten. Die Versuchspersonen, die in der Beanspruchungsbedingung eine negative emotionale Bewertung abgegeben hatten, schätzten die Kontrollbedingung folgendermaßen ein: sieben neutrale Bewertungen, eine positive und zwei negative Emotionsangaben. Bei positiver Emotionsangabe in der Beanspruchungssituation wurde die Kontrollbedingung folgendermaßen bewertet: zehn neutrale, vier positive und eine negative Bewertung. Die Varianzanalyse zur Prüfung von Stimmungskongruenzeffekten wurde für die beiden Gruppen separat gerechnet. Es zeigten sich jedoch auch in dieser, das tatsächliche Erleben der Probanden berücksichtigenden Analyse keine statistisch bedeutsamen Effekte.

3.6.2 Zusammenhänge zwischen der Aktivierungsintensität und Gedächtnisleistung

Lineare und parabolische Zusammenhänge

Lineare oder parabolische Zusammenhänge zwischen durchschnittlicher AHR-Intensität bzw. AHR-Anzahl in der Beanspruchungsphase und der Reproduktionsleistung der Wörter, die in der Beanspruchungssiutation gelernt worden waren, fanden sich nicht. Zusammenhänge hinsichtlich der Valenz der erinnerten Wörter und der physiologischen Aktivierung waren ebenfalls nicht signifikant.

Es ergaben sich auch keine signifikanten Zusammenhänge zwischen der AHR-Intensität in der Beanspruchungssituation und der Reproduktionsleistung, wenn die Wortanzahl reproduzierter Wörter mit negativer, positiver oder neutraler Valenz an der Gesamtreproduktionsleistung des Probanden bei der jeweiligen Wortliste relativiert wurde.

Zwischen der AHR-Anzahl in der Beanspruchungsphase und der Anzahl korrekt reproduzierter Wörter mit positiver Valenz bei der freien Reproduktion nach einer Woche ergab sich eine bedeutsame U-förmige Beziehung ($F(2, 33)=3.98$; $p=.028$). Ansonsten wurden keine signifikanten Zusammenhänge nachgewiesen. Es zeigten sich keine signifikanten Zusammenhänge zwischen der durchschnittlichen Herzfrequenz in der Beanspruchungssituation und der Reproduktionsleistung.

High-Responder (AHR)

Für eine weitere dreifaktorielle Varianzanalyse mit Messwiederholung mit den Faktoren Reproduktionszeitpunkt, Lernsituation und Valenz des Lernmaterials wurden die Probanden mit höchster durchschnittlicher AHR-Intensität während der Beanspruchungsphase aus den Untersuchungen IIa und IIb ausgewählt (N=14). Die mittlere AHR während der Beanspruchungsphase betrug, über alle Probanden hinweg, 4.16 Einheiten; die durchschnittliche AHR-Intensität der einbezogenen Probanden lag mindestens bei 5.0. Die AHR-Intensitäten der Beanspruchungsphase und Kontrollbedingung der ausgewählten Personen unterschieden sich (t(13)=8.11; p=.0001).

Für die Gesamtreproduktionsleistung zeigten sich weder signifikante Einflüsse der Lernsituation noch bedeutsame Wechselwirkungen von Lernsituation und Valenz des Lernmaterials. Für die Langzeitgedächtnisleistung ergab sich jedoch ein Trend, der auf stimmungskongruentes Lernen hindeutete (F(1.94, 25.16)=2.73; p=.086); Material mit negativer Valenz wurde zum T3-Termin am besten erinnert, sofern es in der emotionalen Beanspruchungssituation gelernt worden war; bezüglich der Wörter, die in der Kontrollbedingung gelernt worden waren, war die Erinnerungsleistung für neutrale Substantive am nachhaltigsten.

High-Responder (Herzfrequenz)

Für diese Analyse wurden Probanden mit höchster durchschnittlicher Herzfrequenz in der definierten emotionalen Beanspruchungsphase ausgewählt. Die durchschnittliche Herzfrequenz in der Beanspruchungsphase über alle Versuchspersonen hinweg lag bei 97.4 bpm; als „High-Responder“ wurden alle Personen mit einer durchschnittlichen Herzfrequenz von $\geq$ 98 bpm definiert (N=19): für „High-Responder“ war ein hoch signifikanter Unterschied zwischen der Herzfrequenz in der Beanspruchungs- und der Kontrollbedingung feststellbar (Beanspruchungsphase: 110.19 bpm, SD 2.39; Kontrollbedingung: 88.12 bpm, SD 2.97; t(16)=6.8; p=.0001; Wilcoxon-Test ebenfalls sign.). Es waren jedoch auch hier keinerlei Situationseffekte bezüglich der Gedächtnisleistung, bzw. Stimmungskongruenz nachweisbar.

3.6.3 Geschlechtseffekte

Die Datensätze der Teiluntersuchungen IIa/b wurden zur Prüfung von Geschlechtseffekten hinsichtlich der Einflüsse von Lernsituation und Lernmaterial auf die Gedächtnisleistung gemeinsam analysiert. Somit ergab sich eine Stichprobe, die sich aus 17 Männern und 24 Frauen zusammensetzte.

Es konnten keine bedeutsamen Geschlechtseffekte nachgewiesen werden: weder der Haupteffekt Geschlecht war statistisch bedeutsam (F(1, 39)=0.36; p=.55), noch die Interaktion mit dem Reproduktionszeitpunkt (F(1.47, 57.34)=0.17; p=.77), der Lernsituation (F(1, 39)=0.52; p=.47) oder dem Lernmaterial (F(1.91, 74.48)=0.09; p=.90). Die zweifache Interaktion Geschlecht x Situation x Lernmaterial war ebenfalls nicht bedeutsam (F(1.95, 75.91)=0.67; p=.51).

Bezüglich der Differenz zwischen der Gedächtnisleistung bei dritter und erster Reproduktion zeigten sich keine signifikanten Effekte hinsichtlich des Geschlechts (F(1, 39)=0.0; p=.99), Lernsituation x Geschlecht (F(1, 39)=0.37; p=.55), Material x Geschlecht (F(1.75, 68.37)=0.48; p=.60) und der zweifachen Wechselwirkung (F(1.85, 72.24)=0.92; p=.40).

Separate Analysen für Frauen und Männer

Bezüglich der Langzeitgedächtnisleistung fand sich bei weiblichen Versuchspersonen eine bedeutsame Wechselwirkung zwischen Lernsituation und Valenz des Lernmaterials (F(2, 46)=3.37; p=.043). Für Männer waren keinerlei stimmungskongruente Lerneffekte nachweisbar.

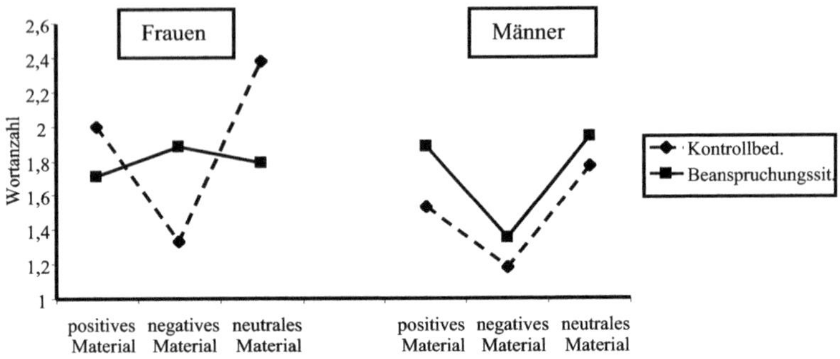

Abb. 22: *Stimmungskongruenzeffekte bei den Langzeitgedächtnisleistungen der Frauen; Männer zeigten keine Hinweise auf stimmungskongruentes Lernen.*

Auch bei Kontrolle der initialen Lernleistung (über Differenzbildung) blieb dieser Effekt bei Frauen erhalten (F(2, 46)=3.37; p=.04).

Physiologische Reaktionen

In der Kontrollbedingung und der Antizipationsphase unterschieden sich Männer und Frauen weder hinsichtlich der durchschnittlichen Herzfrequenz noch der AHR-Intensität oder der AHR-Anzahl. Während der Beanspruchungsphase ergaben sich keine signifikanten Unterschiede in der Herzfrequenz und in der AHR-Anzahl. Die durchschnittliche AHR-Intensität war jedoch in der Beanspruchungsphase (t(21.5)=2.1; p=.047) bei Männern (MW 5.85; SD 4.09) höher als bei Frauen (MW 3.35; SD 2.61).

Subjektive Einschätzungen

Es ergaben sich weder für die Kontrollbedingung noch für die Beanspruchungs- oder Antizipationsphase bedeutsame Unterschiede zwischen Männern und Frauen hinsichtlich der subjektiven Einschätzungen zur emotionalen Beanspruchung, Aufgeregtheit und Stimmung.

3.6.4 Persönlichkeitseigenschaften und Depressivität

Die Reproduktionsleistung in Bezug auf Lernmaterial mit negativer, positiver oder neutraler Valenz wurde an der Gesamtreproduktionsleitung des Probanden relativiert. Zwischen den Ausprägungen auf der Persönlichkeitsdimension Emotionalität und der Reproduktionsleistung waren keine bedeutsamen Zusammenhänge nachweisbar. Es ergab sich ein negativer Zusammenhang zwischen Extraversion und der Gedächtnisleistung für neutrales Lernmaterial (r=-.35; p=.019). Der Depressivitätsscore korrelierte negativ mit der Erinnerungsleistung für Substantive mit positiver Valenz (r=-.32; p=.03).

3.6.5 Labor-Feld-Vergleich

Physiologische Reaktionen

Hinsichtlich der AHR-Intensität (t(43)=-2.4; p=.02) und der Herzfrequenz (t(44)=-4.5; p=.0001) ergaben sich während der Beanspruchungsphase signifikante Unterschiede im Labor-Feld-Vergleich (siehe Tabelle 6); die durchschnittliche AHR-Anzahl unterschied sich nicht (t(43)=-1.4; p=.16). In der Antizipationsphase zeigten sich hinsichtlich der Herzfrequenz (t(29.62)=4.18; p=.0001) bedeutsame Effekte (Feld: MW 100.89 bpm, SD 15.33; Labor: MW 83.74 bpm, SD 9.42). In der Kontrollbedingung unterschieden sich die physiologischen Reaktionen in den Teiluntersuchungen IIa und b nicht.

Subjektive Einschätzungen

Signifikante Unterschiede zeigten sich im Labor-Feld-Vergleich in der Beanspruchungssituation (siehe Tabelle 6) für das Beanspruchungsempfinden (t(46)=-2.27; p=.028) und die Stimmung (t(46)=2.91; p=.006); die subjektive Aufgeregtheit unterschied sich nicht (t(46)=-.87; p=.389). In der Antizipationsphase und Kontrollbedingung zeigten sich keine Unterschiede bezüglich der subjektiven Einschätzungen.

	Physiologische Parameter				Subjektive Parameter			
	AHR		Herzfrequenz		Beanspruchung		Stimmung	
	MW	SD	MW	SD	MW	SD	MW	SD
Feld	3.03	2.66	106.42	14.64	2.92	1.15	1.24	1.23
Labor	5.33	3.72	87.6	13.46	3.87	1.71	0.09	1.5

Tabelle 6: Unterschiede im Labor-Feld-Vergleich hinsichtlich physiologischer und subjektiver Parameter in der Beanspruchungsphase.

Gedächtnisleistungen

Bezüglich der Gedächtnisleistung waren keine signifikanten Unterschiede in Abhängigkeit vom Untersuchungssetting (Labor versus Feld) nachweisbar.

3.6.6 Zusammenfassung der Ergebnisse

Effekte der emotionalen Beanspruchungsbedingung

Feld (Untersuchung IIa). Für die Beanspruchungsphase zeigte sich im Vergleich zur Kontrollsituation und zur restlichen Registrierungszeit eine erhöhte Herzfrequenz. Die durchschnittliche AHR war während des Referats tendenziell höher als in der Kontrollbedingung; Beanspruchungsphase und Gesamtregistrierung unterschieden sich jedoch nicht. Tendenziell bewerteten die Probanden die Beanspruchungsbedingung im Vergleich zur Kontrollbedingung als emotional beanspruchender. Im Anschluss an die Seminarpräsentation waren die Studierenden aufgeregter als in der selbstgewählten Lernsituation. Bezüglich der Stimmungslage zeigten sich jedoch keine Unterschiede in den beiden Situationen.

Labor (Untersuchung IIb). Die Herzfrequenz war während des TSST höher als in der Kontrollsituation; der Unterschied zwischen Beanspruchungsphase und Gesamtregistrierung war marginal signifikant. Die durchschnittliche AHR war sowohl in der Kontrollbedingung als auch während der Gesamtregistrierung niedriger als während der Testphase des TSST. Für alle subjektiven Parameter zeigten sich signifikante Unterschiede zwischen Beanspruchungs- und Kontrollbedingung.

Unterschiede zwischen Studie IIa und b. Im Feld war die Herzfrequenz in der Beanspruchungsphase höher als im Labor, hinsichtlich der AHR verhielt es sich jedoch umgekehrt. Das Beanspruchungserleben war in der Beanspruchungsbedingung im Labor höher und die Stimmung schlechter als im Feld. In der Kontrollbedingung zeigten sich keine Unterschiede hinsichtlich der physiologischen und subjektiven Parameter.

Einfluss der Lernsituation auf die Gedächtnisleistung (Hypothese 1)

Es zeigten sich weder in Untersuchung IIa noch IIb Einflüsse der Lernsituation (Beanspruchungs- versus Kontrollbedingung) auf die Gedächtnisleistung.

Einfluss der Valenz des Lernmaterials auf die Gedächtnisleistung (Hypothese 2)

Der postulierte Lernvorteil für emotional bedeutsames Material konnte weder für Untersuchung IIa noch für IIb bestätigt werden. Die höhere Vergessenswahrscheinlichkeit für neutrale Substantive im Vergleich zu Wörtern mit positiver Valenz in der Feldstudie (IIa) entsprach der Erwartung.

Stimmungskongruenzeffekte (Hypothese 3)

Die erwarteten Stimmungskongruenzeffekte waren weder in der Feldstudie noch im Laborexperiment nachweisbar.

Einflüsse von Lernsituation und Lernmaterial bei aggregierten Datensätzen.

Die gemeinsame Analyse beider Datensätze aus Untersuchung IIa und b erbrachte keinen Hinweis auf Situationseffekte. Es zeigte sich ein nicht der Erwartung entsprechender Erinnerungsvorteil für neutrale Substantive. Weder die gemeinsame Analyse beider Datensätze noch die Differenzierung aufgrund der emotionalen Valenz der Lernsituation erbrachte Hinweise auf stimmungskongruentes Lernen.

Subjektive Beanspruchungseinschätzung und Gedächtnisleistung

Im Feld korrelierten subjektives Beanspruchungsempfinden und physiologische Aktivierung, im Labor nicht. Unter Laborbedingungen ergab sich jedoch eine mittlere signifikante Korrelation zwischen empfundener Beanspruchung direkt nach der Testphase des TSST und der Langzeitgedächtnisleistung, während im Feld keine Zusammenhänge zwischen emotionaler Beanspruchungseinschätzung und Reproduktionsleistung nachweisbar waren.

Endokrine Beanspruchungsreaktionen und Gedächtnisleistung

Es ergab sich eine hohe signifikante Korrelation zwischen endokriner Beanspruchungsreaktion (Cortisol-Maximum nach der Testphase des TSST) und physiologischer Aktivierung (durchschnittliche Herzfrequenz / AHR während der Testphase des TSST). Für die Cortisol-Responder (N=11) deutete sich ein Zusammenhang zwischen durchschnittlicher AHR und dem Cortisolanstieg in Reaktion auf die Beanspruchungsbedingung an. Die Cortisolanstiege der Responder korrelierten jedoch nicht mit der durchschnittlichen Herzfrequenz während der Testphase des TSST.

Die Cortisol-Non-Responder erinnerten bei freier Reproduktion unmittelbar nach dem Lernen der Wortliste signifikant weniger neutrale Wörter als die Cortisol-Responder. Ansonsten zeigten sich weder Einflüsse der Intensität der Cortisolausschüttung im Anschluss an die Testphase des TSST auf die Reproduktionsleistung noch Effekte hinsichtlich des stimmungskongruenten Lernens.

Einfluss der Intensität der physiologischen Aktivierung auf das Gedächtnis

Es ergaben sich keine Zusammenhänge zwischen der durchschnittlichen AHR bzw. der Herzfrequenz in der Beanspruchungsphase und der Gedächtnisleistung. Für die Langzeitgedächtnisleistung zeigte sich ein Trend, der auf stimmungskongruentes Lernen bei ausreichender physiologischer Aktivierung während der Beanspruchungsphase hindeutete.

Geschlechtseffekte

Bei Frauen konnte stimmungskongruentes Lernen hinsichtlich der Langzeitgedächtnisleistungen nachgewiesen werden. Die Anzahl der männlichen Probanden war zwar geringer als die der Teilnehmerinnen, doch konnte für die Männer auch kein Trend festgestellt werden.

Persönlichkeitseigenschaften und Depressivität

Die Probandenzahl mit hohen Ausprägungen in der Emotionalitätsskala bzw. klinisch bedeutsamem Depressionswert war vernachlässigbar gering. Die durchschnittliche Ausprägung in den Persönlichkeitsdimensionen entsprach den Mittelwerten der jeweils zugehörigen Normstichprobe, der Depressionswert war bedeutend geringer. Es zeigte sich weder eine Assoziation zwischen Emotionalität und gesteigerter Erinnerungsleistung für negatives Material noch eine förderliche Wirkung von Extraversion auf die Reproduktion von positiver Information. Ein negativer Zusammenhang zwischen dem Depressivitätsscore und der Erinnerungsleistung für Substantive mit positiver Valenz konnte bestätigt werden.

3.7 Diskussion

3.7.1 Einfluss der Lernsituation und der Valenz des Lernmaterials auf die Gedächtnisleistung

Für die Beanspruchungssituation waren weder unter natürlichen Bedingungen noch im Labor Effekte auf die Gedächtnisleistung nachweisbar (*Hypothese 1*). Obwohl im Humanbereich zahlreiche Befunde existieren, die für eine Assoziation zwischen emotionalen Aktivierungsprozessen und deklarativer Gedächtnisleistung sprechen, ist die Befundlage sehr heterogen (vgl. z.B. Abercrombie et al., 2003). Da die Effekte auf das Gedächtnis von der Intensität der Beanspruchungsreaktionen abhängig zu sein scheinen (z.B. Andreano & Cahill, 2006), sind fehlende Effekte möglicherweise auf eine zu geringe Intensität der emotionalen Beanspruchung zurückführbar (vgl. hierzu auch Abschnitt 3.7.3).

Mit dem Ziel optimale Bedingungen für die Provokation von Stimmungskongruenzeffekten zu schaffen, waren Wörter mit inhaltlichem Bezug zur Beanspruchungssituation in die Wortlisten aufgenommen worden. Da keine förderliche Auswirkung des Situationsbezugs des Lernmaterials (im Vergleich zu Substantiven ohne inhaltlichen Bezug zur Lernsituation) auf die generelle Lernleistung in der Beanspruchungsbedingung nachweisbar war, ist jedoch auch nicht davon auszugehen, dass beeinträchtigende Wirkungen der Beanspruchungsbedingung auf die Gedächtnisleistung durch den Situationsbezug des Lernmaterials kompensiert wurden.

Eine potentielle Erklärung für fehlende Effekte könnte in der Nivellierung von Unterschieden der Gedächtnisleistung aufgrund der Lernmotivation liegen. Es ist möglich, dass die Probanden in der Lage waren, gewisse Beeinträchtigungen in den Lernleistungen, die sich aufgrund bestimmter situativer Bedingungen ergeben hatten, zu kompensieren, da die Lernmotivation entsprechend hoch war. Zu beachten ist hierbei, dass in der vorliegenden Studie in den Instruktionen explizit darauf hingewiesen wurde, dass für die Honorarauszahlung in voller Höhe gewisse Lernbemühungen erkennbar sein müssten.

Die postulierten Effekte der Valenz des Lernmaterials auf die Gedächtnisleistung zeigten sich partiell in der Feldstudie – jedoch nicht in Bezug auf die korrekt reproduzierten Wörter, sondern nur für die Vergessensrate des gelernten Materials (*Hypothese 2*). Der Erinnerungsvorteil, der sich für die neutralen Substantive bei der gemeinsamen Analyse der Datensätze der beiden Teilstudien ergab, war nicht erwartungsentsprechend – es existieren jedoch auch Befunde, die bessere Gedächtnisleistungen für neutrales Material belegen (z.B. Cahill, Gorski & Le, 2003).

3.7.2 Stimmungskongruenzeffekte

In der Feldstudie zeigte sich eine bedeutsame Interaktion zwischen Lernsituation und Lernmaterial: es wurden mehr neutrale als emotionale Wörter vergessen, wenn in der Beanspruchungssituation gelernt worden war; wurde jedoch unter Kontrollbedingungen gelernt, erbrachten die Probanden für Substantive mit negativer Valenz im Vergleich zu neutralem oder positivem Lernmaterial schlechtere Behaltensleistungen.

Im Sinne des stimmungskongruenten Lernens wäre eine förderliche Wirkung der emotionalen Beanspruchungssituation hinsichtlich der Behaltensleistung für negative Informationen zu erwarten gewesen (*Hypothese 3*). Es existieren jedoch auch Befunde, die förderliche Wirkungen sowohl für negatives als auch für positives Lernmaterial zeigten (z.B. Buchanan & Lovallo, 2001). Diese valenzunabhängig förderliche Wirkung der Beanspruchung auf das Erinnern von emotionaler Information hätte innerhalb der vorliegenden Studie jedoch auch aus der Heterogenität der Beanspruchungsbedingung, deren Valenz individuell unterschiedlich bewertet werden kann, resultieren können. Die Wirkung positiver versus negativer emotionaler Zustände in der Beanspruchungssituation hinsichtlich stimmungskongruenten Lernens wurde in einer weiteren Analyse der Daten überprüft. Auch diese Analyse ergaben jedoch keine Hinweise auf stimmungskongruentes Lernen, wobei aufgrund der nachträglichen Aufteilung der Probanden nur eine geringe Gruppengröße vorlag.

3.7.3 Intensität der emotionalen Beanspruchungsreaktionen

3.7.3.1 Physiologische Maße

Die physiologische Beanspruchung wurde unter Einsatz des FMS über die AHR operationalisiert. Bei der AHR handelt es sich um ein gleitendes Maß, da der Wert der aktuellen Minute in Relation zum Mittelwert der letzten drei Minutenwerte gesetzt wird. Erfasst man emotionale Beanspruchung über einen längeren Zeitraum, wird sich die Beanspruchungsreaktion nicht ausschließlich in Herzfrequenz*anstiegen* auf Minutenebene abbilden. Da es sich in der vorliegenden Studie sowohl bei der Beanspruchungsphase als auch bei der Kontrollbedingung um Situationen mit relativ geringer energetischer Beanspruchung handelte, wurde zusätzlich zur AHR auch die durchschnittliche Herzfrequenz in den relevanten Zeitabschnitten betrachtet.

Während in der *Beanspruchungsphase im Feld* (Untersuchung IIa) die Herzfrequenz im Vergleich zu Kontrollbedingung signifikant erhöht war, ergab sich für die AHR nur ein marginal signifikanter Unterschied zur Kontrollbedingung und kein bedeutsamer Unterschied im Vergleich zur Gesamtregistrierung.

Ein Vergleich mit früheren FMS-Arbeiten zeigt, dass die Probanden in der Kontrollsituation eine minimal geringere, und während der Gesamtregistrierung etwas höhere, durchschnittliche AHR aufwiesen als die studentischen Stichproben von Myrtek und Kollegen während Alltagsaktivitäten (vgl. Myrtek, Foerster & Brügner, 2001; Tabelle S. 125). Die AHR während des Referats (MW 3.1 AHR-Einheiten) war höher als die durchschnittliche AHR dreier studentischer Stichproben von Myrtek, Foerster und Brügner (2001; Tabelle S. 130/131) während gesellschaftlicher Kontakte mit Kommilitonen (MW 2.3, 2.9, bzw. 1.8 AHR-Einheiten) und während des Fernsehens bei „Vielsehern" (2.4), jedoch geringer als die AHR bei Kontakten mit Fremden (4.7, 3.7, bzw. 5.4) und während des Fernsehens bei „Wenigsehern" (4.3). Die Differenz der durchschnittlichen Herzfrequenz in Beanspruchungs- und Kontrollbedingung (18.6 bpm) entsprach etwa der der „Vielseher" (17.6 bpm), fiel jedoch geringer aus als bei den „Wenigsehern" (20.6 bpm) und war auch deutlich geringer als bei den studentischen Stichproben während Kontakten mit Kommilitonen (28.8, 26.9 bzw. 24.3 bpm) und Fremden (36.4, 32.5, bzw. 26.5 bpm) (vgl. Myrtek, Foerster & Brügner, 2001; Tabelle S. 130/131).

Sechs Probanden hielten das Referat im Sitzen, vierzehn im Stehen. Die durchschnittliche Bewegungsaktivität unterschied sich in Kontroll- und Beanspruchungsphase nicht signifikant und war in beiden Bedingungen etwas höher als die Normwerte für die energetische Beanspruchung „Sitzen" der studentischen Stichproben von Myrtek und Mitarbeitern, jedoch wesentlich geringer als die Normwerte für die Beanspruchungskomponente „Stehen" (vgl. Myrtek, Foerster & Brügner, 2001; Tabelle S. 126). Somit ist nicht davon auszugehen, dass die erhöhte Herzfrequenz während des Referats im Vergleich zur Kontrollbedingung aus energetischer Beanspruchung resultierte, sondern aufgrund emotionaler oder mentaler Beanspruchung zustande kam. Da Myrtek und Mitarbeiter eine höhere mittlere AHR, im Vergleich zur Beanspruchungsphase des vorliegenden Experiments, nachweisen konnten, während ihre Probanden standen oder gingen, ist auch nicht davon auszugehen, dass die eher geringe AHR in der emotionalen Beanspruchungssituation daraus resultierte, dass die AHR ab einem gewissen Anstieg der Bewegungsintensität auf Null rückgesetzt wurde (vgl. Myrtek, Foerster & Brügner, 2001). Somit ist zusammenfassend festzuhalten, dass durch die natürliche Belastungssituation (Referat) eine eher geringe emotionale Beanspruchungsreaktion ausgelöst wurde.

In der *Laboruntersuchung* IIb zeigte sich in der Beanspruchungsphase im Vergleich zur Kontrollbedingung eine bedeutsame Erhöhung der Herzfrequenz und der AHR. Beanspruchungsphase und Gesamtregistrierung unterschieden sich hinsichtlich durchschnittlicher AHR ebenfalls signifikant, hinsichtlich der Herzfrequenz marginal signifikant.

Die durchschnittliche AHR war in der Kontrollbedingung und während der Gesamtregistrierung etwas geringer als bei den studentischen Stichproben von Myrtek und Mitarbeitern (2001) während Alltagsaktivitäten (vgl. Tabelle S. 125). In der Testphase des TSST war die AHR (5.6 AHR-Einheiten) höher als in den emotionalen Beanspruchungssituationen der Untersuchungen von Myrtek und Kollegen (2001; Tabelle S. 130/131); die durchschnittliche AHR während des Fernsehens bei „Wenigsehern" betrug 4.3 AHR-Einheiten und während Kontakten mit Fremden höchstens 5.4 AHR-Einheiten. Die Differenz der durchschnittlichen Herzfrequenz in Beanspruchungs- und Kontrollbedingung (7.1 bpm) fiel jedoch geringer aus als in den emotionalen Beanspruchungsbedingungen der Studien von Myrtek und Mitarbeitern (2001).

Die durchschnittliche Bewegungsaktivität war in der Beanspruchungsphase (12.48 Einheiten/min) niedriger als in der Kontrollbedingung (18.39 Einheiten/min). Die Bewegungsaktivität in der Testphase des TSST (in der alle Probanden saßen) entsprach den Normwerten für die energetische Beanspruchung „Sitzen" der studentischen Stichproben von Myrtek und Mitarbeitern, die Aktivität in der Kontrollsituation war minimal höher (2.5 Einheiten) als die Normwerte für „Sitzen" (vgl. Myrtek, Foerster & Brügner, 2001; Tabelle S. 126). Insgesamt ist davon auszugehen, dass durch den TSST bedeutsame, aber eher moderate emotionale Beanspruchungsreaktionen ausgelöst wurden.

Die Differenz der durchschnittlichen Herzfrequenz in Beanspruchungs- und Kontrollbedingung (22 bpm) der High-Responder aus beiden Teilexperimenten fiel zwar höher aus als die der „Wenigseher" während des Fernsehens (20.62 bpm), jedoch geringer als die der studentischen Stichproben bei Kontakten mit Kommilitonen und fremden Personen (Myrtek, Foerster & Brügner, 2001; Tabelle S. 130/131). Die AHR der High-Responder (8.1 AHR-Einheiten) war deutlich höher als in den emotionalen Beanspruchungsbedingungen der Studien von Myrtek und Mitarbeitern.

3.7.3.2 Subjektive Einschätzungen

Im Labor-Feld-Vergleich zeigte sich für die Beanspruchungssituation im Labor ein höheres Beanspruchungserleben und eine negativere Stimmungsbewertung. Da die subjektiven Bewertungen *nach* Beendigung der Beanspruchungssituation vorgenommen wurden, könnten die positiveren Einschätzungen im Feld auf die Erleichterung aufgrund der erfolgreichen Seminarpräsentation bzw. der Rückmeldung der Dozenten, die in nahezu allen Fällen positiv oder neutral war, zurückzuführen sein; der TSST sieht dagegen vor, dass die Probanden erst am Ende des Experiments über die Ziele der Studie aufgeklärt werden.

Die Vermutung, dass die Versuchteilnehmer aufgrund der Beendigung der emotionalen Beanspruchungssituation im Feld Erleichterung zeigten, wird durch die Befindlichkeitseinschätzungen in der Antizipationsphase gestützt. In der Antizipationsphase zeigten sich keine Unterschiede in Labor und Feld bezüglich der subjektiven Einschätzungen; Antizipationsphase und Kontrollbedingung unterschieden sich in der Feldstudie hinsichtlich Beanspruchungserleben und subjektiver Aufgeregtheit hoch signifikant, auch die Stimmung war in der Antizipationsphase bedeutend schlechter als in der Kontrollbedingung.

3.7.3.3 Endokrine Reaktionen

Die Cortisolreaktionen auf die emotionale Belastungssituation fielen vergleichsweise schwach aus (MW 2.46 ng/ml; Anstieg in Bezug auf die Baseline: 1.64 ng/ml). Es stellt keine Seltenheit dar, dass fast die Hälfte der Versuchsteilnehmer keine Cortisolreaktion zeigt. In der Studie von Buchanan und Tranel (2008) waren zum Beispiel nur bei 6 der 20 Probanden stressbedingte Cortisolreaktionen nachweisbar. In der vorliegenden Studie ist eine Stichprobengröße von 11 Respondern für den Nachweis von Gedächtniseffekten problematisch.

Folgende Faktoren könnten für die relativ geringen Cortisolreaktionen mitverantwortlich sein: Der TSST wurde bei der Mehrheit der Probanden am Vormittag durchgeführt; Probandinnen, die orale Kontrazeptiva eingenommen hatten, wurden nicht aus der Stichprobe ausgeschlossen und die Phase des Menstruationszyklus wurde nicht kontrolliert.

3.7.4 Einflüsse der Intensität der emotionalen Beanspruchungsreaktion auf die Gedächtnisleistung

Es zeigten sich keine Effekte psychophysiologischer Aktivierung auf die Gedächtnisperformanz. Die Vergleiche mit anderen Studien lassen auf eine zu geringe Intensität der Beanspruchungsreaktionen schließen (vgl. hierzu Abschnitt 3.7.3). Andererseits war die gemittelte Herzfrequenz der definierten „High-Responder“ in der Beanspruchungsphase wesentlich höher (Differenz Beanspruchungs- und Kontrollbedingung: 22 bpm) als diejenige der Probanden einer Studie von Elzinga, Bakker und Bremner (2005), die Gedächtnisbeeinträchtigungen nachweisen konnten (10 bpm).

Eine Re-Analyse mit Probanden beider Teilexperimente, die höchste durchschnittliche AHR-Intensitäten während der Beanspruchungsphase aufwiesen, zeigte für die Langzeitgedächtnisleistung einen Trend, der auf stimmungskongruentes Lernen hindeutete. Dieser Befund stützt die These einer höheren Auftretenswahrscheinlichkeit von Stimmungskongruenzeffekten bei starker emotionaler Beanspruchung von Mayer und Bower (1985) und könnte als weiterer Hinweis auf eine zu geringe psychophysiologische Aktivierung in den hier verwendeten Beanspruchungssituationen gedeutet werden.

Da nach einem TSST eine relativ geringe emotionale Beanspruchung und eine verbesserte Gedächtnisperformanz beobachtet werden konnte (z.B. Domes et al., 2002), waren auch bei den hier untersuchten Cortisol-Respondern Verbesserungen der Gedächtnisleistungen im Vergleich zu Non-Respondern zu erwarten. Aufgrund der derzeitigen Befundlage ist eher von einer gesteigerten Erinnerung *emotionalen* Lernmaterials infolge von Cortisolausschüttung auszugehen. Es existieren jedoch auch Belege, die für eine förderliche Wirkung von Cortisol auf die Erinnerung *neutraler* Informationen sprechen. Möglicherweise wird der Erinnerungsvorteil für emotionale Informationen erst nach einer längeren Latenzzeit zwischen Lern- und Abrufzeitpunkt bedeutsam (z.B. Quevedo et al., 2003).

Innerhalb der vorliegenden Studie konnten jedoch keine Zusammenhänge zwischen Cortisolreaktion und Gedächtnisleistung bzw. Stimmungskongruenzeffekte nachgewiesen werden. Einerseits ist zu beachten, dass die Stichprobengröße gering war; andererseits waren die Cortisolreaktionen in denjenigen Studien, die Effekte auf die Gedächtnisleistung nachweisen konnten (vgl. Andreano & Cahill, 2006; Domes et al., 2002; Wolf et al., 2001), in der Regel höher als die der Responder in Untersuchung IIb. In einer Untersuchung von Jelicic und Mitarbeitern (2004) fehlten ebenfalls Assoziationen zwischen Cortisolniveau und Gedächtnisleistung; der Cortisolspiegel war um ca. 0.4 ng/ml höher als derjenige der Responder der vorliegenden Studie.

Die Cortisol-Non-Responder zeigten verminderte Erinnerungsleistungen für neutrales Material im Vergleich zu den Probanden, die mit einer gesteigerten Cortisolausschüttung auf die emotionale Beanspruchungssituation reagierten. Aufgrund der Befundlage wurde eher eine förderliche Wirkung der Cortisolausschüttung auf die Erinnerung von emotionalem Lernmaterial erwartet, jedoch ist die Datenlage heterogen; dieser Befund bestätigt die Ergebnisse von Rimmele und Mitarbeitern (2003).

3.7.5 Effekte der Aktivierung verschiedener Beanspruchungssysteme

Das Zustandekommen von Effekten emotionaler Beanspruchung auf Gedächtnisleistungen scheint sowohl von einer Aktivierung des autonomen Nervensystems (ANS) als auch der HPA-Achse abhängig zu sein (z.B. Buchanan & Tranel, 2008). Bezüglich der Konvergenz psychophysiologischer und endokriner Reaktionen in der vorliegenden Studie ist zu beachten, dass zwischen der Intensität der Cortisolreaktion und der durchschnittlichen AHR während der Beanspruchungsphase ein hoher Zusammenhang zu verzeichnen war und es sich bei sechs der definierten Cortisol-Respondern auch um Personen handelte, die mit einer vergleichsweise hohen physiologischen Aktivierung auf den Stressor reagierten. Bei den restlichen fünf Respondern fiel die durchschnittliche AHR in der Beanspruchungssituation jedoch eher gering aus. Bei den sechs definierten „Cortisol-AHR-Respondern" zeigten sich allerdings ebenfalls keine Hinweise auf situationsabhängige Unterschiede (Beanspruchungs- vs. Kontrollbedingung) in der Lernleistung. Hierbei ist natürlich die geringe Stichprobengröße in Betracht zu ziehen.

Die Datenlage bezüglich des Zusammenhangs unterschiedlicher Beanspruchungsparameter und der Gedächtnisperformanz ist nicht konsistent. So gelang es beispielsweise Elzinga, Bakker und Bremner (2005) nicht, Assoziationen zwischen einer sehr moderaten Cortisolausschüttung und der freien Reproduktionsleistung in einer verbal-deklarativen Gedächtnisaufgabe nachzuweisen, jedoch resultierte die Beanspruchungsbedingung durchaus in einer erhöhten subjektiven Beanspruchungswahrnehmung und Herzfrequenzerhöhungen sowie in Langzeitgedächtnisbeeinträchtigungen.

In der vorliegenden Studie war im Labor kein Zusammenhang von subjektiver und physiologischer Beanspruchung nachweisbar. Während sich zwischen der Intensität der physiologischen bzw. der endokrinen Beanspruchungsreaktion und der Gedächtnisleistung keine Assoziation zeigte, fand sich jedoch ein Zusammenhang zwischen empfundener Beanspruchung nach dem TSST und der Langzeitgedächtnisleistung.

3.7.6 Geschlechtseffekte

Hinsichtlich der Effekte emotionaler Aktivierung auf die Gedächtnisleistung fanden sich keine Geschlechtseffekte. Eine Reihe von Studien konnte jedoch geschlechtsspezifische Unterschiede hinsichtlich der emotionalen Modulation von Gedächtnisprozessen nachweisen (z.B. Andreano & Cahill, 2006; Kirschbaum et al., 1996). Stimmungskongruente Lerneffekte zeigten sich jedoch in der Gruppe der Frauen. Rothkopf und Blaney (1991) konnten für dysphorische Frauen im Vergleich zu Männern konsistentere stimmungskongruente Gedächtniseffekte belegen. Geschlechtseffekte hinsichtlich stimmungskongruenten Lernens wurden jedoch bisher offensichtlich nicht explizit untersucht.

4 Integrierende Diskussion

4.1 Wesentliche Ergebnisse und Effektstärken

Aus den durchgeführten Experimenten lassen sich erste Schlussfolgerungen hinsichtlich des deklarativen Lernens unter emotionalen Bedingungen im Labor und in natürlichen Situationen ableiten (, 2009, in subm.; Löffler et al., in prep.; Peper, Braner & Löffler, 2008). Tabelle 7 vermittelt eine Übersicht der Effektstärken der Wirkung der untersuchten situativen und personalen Lernbedingungen auf die Gedächtnisleistung in beiden Teilstudien.

Bedingungen	Effekt auf die Gedächtnisleistung	Effektstärke (Eta^2)
Untersuchung I		
H1: Emotionale Lernsituation (Free Recall; Differenz T3-T1)	Positiv	.12
H1: Lernsituation mit positiver Valenz (Rekognition)	**Positiv**	**.11**
H2: Emotionales Lernmaterial (Free Recall)	**Positiv**	**.24**
H2: Lernmaterial mit negativer Valenz (Rekognition)	Positiv	.49
H3: Kongruenz von Lernsituation und Lernmaterial (Free Recall)	-	.02
H3: Kongruenz von Lernsituation und Lernmaterial (Rekognition)	-	.05
H4: Lernsituation mit negativer Valenz + AHR (Free Recall)	-	.01
H4: Lernsituation mit positiver Valenz + AHR (Free Recall)	-	.00
H5: Kongruenz negative Situation u. Material + AHR (Free Recall)	-	.03
H5: Kongruenz positive Situation u. Material + AHR (Free Recall)	-	.06
Kongruenz positive Situation und Material (Free Recall)	Positiv	.32
Kongruenz negative Situation u. Material + hohe AHR (Free Recall)	Positiv	.14
Lernsituation mit negativer Valenz (männl. Probanden; Free Recall)	Negativ	.21
Kongruenz positive Situation u. Material + nAHR (weibl. Probanden; Free Recall)	Positiv	.16
Untersuchung II		
H1: Beanspruchungsbedingung (Untersuchung IIa)	-	.00
H1: Beanspruchungsbedingung (Untersuchung IIb)	-	.03
H2: Emotionales Lernmaterial (Untersuchung IIa)	Negativ	.10
H2: Negatives Lernmaterial (Untersuchung IIb)	Negativ	.14
H3: Kongruenz von Lernkontext und Material (Untersuchung IIa)	-	.02
H3: Kongruenz von Lernkontext und Material (Untersuchung IIb)	-	.05
Kongruenz von Lernkontext und Material (weibl. Personen)	Positiv	.13

Tabelle 7: Lernbedingungen, Wirkung auf die Gedächtnisleistung und Effektstärken in Untersuchung I und II. Bestätigte Hypothesen sind hervorgehoben.

Hypothesenkonforme Effekte der emotionalen Valenz der Lernsituation und des Lernmaterials auf die Gedächtnisleistung wurden ausschließlich im Alltag gefunden. Geschlechtseffekte hinsichtlich der Lernleistung in Abhängigkeit von der Lernsituation konnten ebenfalls nur unter Alltagbedingungen beobachtet werden. Zusammenhänge zwischen der Intensität subjektiven Beanspruchungserlebens und der deklarativen Gedächtnisleistungen ergaben sich jedoch nur unter Laborbedingungen. Weder im Alltag noch in den a priori definierten Beanspruchungssituationen waren Effekte der Intensität der physiologischen Beanspruchungsreaktionen nachweisbar; höchstwahrscheinlich war die Intensität der psychophysiologischen Aktivierung zu gering. Auf der Grundlage rein subjektiver Situationsbewertungen zeigten sich keine Hinweise auf stimmungskongruentes Lernen.

Es waren jedoch in allen Experimenten Stimmungskongruenzeffekte nachweisbar, sofern auch die Intensität der psychophysiologischen Beanspruchungsreaktion berücksichtigt wurde: während in Lernkontexten mit negativer Valenz eine moderate Beanspruchungsreaktion auf psychophysiologischer Ebene Voraussetzung war, begünstigte das Ausbleiben einer psychophysiologischen Aktivierung zum Lernzeitpunkt das Auftreten stimmungskongruenten Lernens in Situationen mit positiver Valenz. In allen Experimenten waren Stimmungskongruenzeffekte noch am deutlichsten in der Gruppe der Frauen nachweisbar.

4.2 Methodenkritische Überlegungen

4.2.1 Probleme der ambulanten Datenerfassung im Alltag

In den durchgeführten Studien ergaben sich zum einen Probleme bezüglich der Validität und Reliabilität. Diese sind typisch für die ambulante Datenerfassung im Feld (vgl. Fahrenberg, 1996; Fahrenberg et al., 2007). Andererseits war die Datenerhebung mit zusätzlichen Methodenproblemen behaftet, die aus dem erweiterten Anwendungsbereich des FMS (Erfassung deklarativer Gedächtnisaufgaben in Kontingenz mit emotionalen Aktivierungszuständen) resultierten (Löffler, Braner & Peper, 2007).

Im alltäglichen Leben sind emotionale Reaktionen von großer Intensität selten. Der Myocard ist jedoch sensitiv für eine Vielzahl exogener Stimuli und reagiert mit De- oder Akzelerationen der Herzfrequenz. Diese Veränderungen haben oft nur eine geringe Intensität. Beim Auftreten einer AHR handelt es sich zwar um ein häufiges, aber nicht notwendigerweise auch ein emotional bedeutsames Ereignis (vgl. Myrtek, 2004; Myrtek, Foerster & Brügner, 2001). Da psychophysiologische Aktivierungsprozesse nicht immer bewusst ablaufen, waren nicht zu allen relevanten physiologischen Beanspruchungsreaktionen entsprechende subjektive Angaben erfassbar, obwohl vom Probanden selbst Befindlichkeitsabfragen ereignisbezogen ausgelöst werden konnten (zusätzlich zu den durch den AHR-Algorithmus des FMS initiierten Rufzeiten). Aufgrund der durchschnittlich 15-minütigen Zeitintervalle der Befindlichkeitsabfragen fehlte somit zu vielen physiologisch durchaus relevanten Situationen mit hoher AHR die subjektive Einschätzung. Dies entspricht auch den Erfahrungen von Myrtek (2004). Unter Verwendung des FMS untersuchte er 140 Studierende bezüglich physiologischer und subjektiver Aspekte emotionaler Prozesse über einen Zeitraum von 23 Stunden unter Alltagsbedingungen. Dort zeigte sich, dass Emotionen im studentischen Alltag eher seltene Ereignisse darstellten; die aus Laborstudien bekannte, geringe Kovariation von physiologischen Parametern und subjektiven Einschätzungen wurde auch im Feld – mit Ausnahme von Angstsituationen – beobachtet (Myrtek, 2004).

In Untersuchung I wurden nur in der jeweils ersten emotionalen bzw. neutralen Situation die Lernmaterialien präsentiert. Dies könnte aber die Wahrscheinlichkeit von Präsentationen in späteren Situationen mit womöglich stärkerer psychophysiologischer Aktivierung gesenkt haben. Aus diesen Einschränkungen bei der Datenerfassung und den notwendigen Sub- bzw. Extremgruppenanalysen resultierte eine relativ geringe Zellenbesetzung. Da erst im Nachhinein (innerhalb der Sekundäranalyse der Daten) anhand der Codierung deutlich wurde, ob die jeweilige Wortliste durch eine AHR getriggert worden war oder ob es sich um eine zufallsgesteuerte Abfrage gehandelt hatte, ergaben sich (wie in Abschnitt 2.3.6 erläutert) sechs potentielle Lernsituationen. Möglicherweise hätte sich ein Versuchplan mit den Stufen „AHR-initiierte emotionale Lernsituationen“/“zufallsgesteuerte neutrale Bedingung“ oder eine intensitätsabhängige Auslösung der Lernlisten (d.h. emotionale Lernsituation mit hoher AHR) als geeigneter erweisen können. Dies war jedoch aufgrund der eingeschränkten Kommunikationsmöglichkeiten der beiden Datenrekorder (Vitaport und PSION) nicht realisierbar.

Ein weiterer Aspekt, der zur Reduktion der Zellbesetzung beitrug, stellt die Abhängigkeit der gelernten Listen von den während der 24-Stunden-Registrierung angegebenen Emotionen dar. Da die Listen unmittelbar im Alltagsgeschehen gelernt wurden, waren potentielle Störungen während des Lernens weder vermeidbar noch ausreichend kontrollierbar, zumal das Ausmaß potentieller Störungen nicht objektiv (z.B. über Videoaufzeichnungen, etc.) erfasst werden konnte.

Weitere problematische Aspekte stellen die nicht zufällige Reihenfolge der emotionalen Lernsituationen innerhalb der 24-Stunden-Registrierung und die zeitliche Nähe mancher Lernsituationen dar. Da die situationsbezogenen Lerneffekte nicht durch die Reihenfolge der Lernbedingungen erklärbar waren und die Reihenfolge der Lernsituation auch keine bedeutsamen Effekte auf die Reproduktionsleistung zeigte, ist diese Kritik für Untersuchung I jedoch nicht relevant.

Bezüglich der großen zeitlichen Nähe einzelner Lernsituationen ist kritisch anzumerken, dass in diesem Fall die Gefahr besteht, dass einerseits noch keine ausreichenden Kapazitäten für die Encodierung neuer Information vorhanden sind, andererseits könnte es sein, dass frühe Konsolidierungsprozesse aufgrund der neuen Gedächtnisinformationen nicht ungestört ablaufen. Da die Probanden die Störung, die aus dem Lernen weiterer Listen innerhalb kurzer Zeitabstände resultierte, in ihrem „Rating subjektiver Störungen beim Lernen" berücksichtigten, wurde hier jedoch versucht, diesen Aspekt durch separate Analysen (Ausschluss betreffender Probanden bzw. Kovarianzanalysen) zu kontrollieren.

Eine weitere Schwierigkeit stellt die Reaktanz der Versuchpersonen dar: zwar wurde nach Beendigung der 24-Stunden-Registrierung eine Nachbefragung bezüglich Reaktanzphänomenen aufgrund der Aufforderung zum Listenlernen und potentiell resultierender Stimmungsänderungen durchgeführt. Auch wenn dies als Versuch gewertet werden kann, zumindest markante Reaktanzerscheinungen zu erfassen, so bleibt die Kontrolle schwierig.

4.2.2 Probleme der Datenerfassung in ausgewählten Belastungssituationen

Da in Untersuchung I die Intensität der Beanspruchungsreaktionen für das Zustandekommen bestimmter Lerneffekte zu gering erschien und Einflüsse mannigfaltiger Einflussfaktoren und deren Wechselwirkungen zur Maskierung von Gedächtniseffekten beigetragen haben könnten, stellte eine Zielsetzung von Untersuchung II die Erzeugung besser kontrollierter psychophysiologischer Beanspruchungssituationen von größerer Intensität im direkten Labor-Feld-Vergleich dar.

Aufgrund der Annahme, dass sozialer Stress in relativ hohen endogenen psychophysiologischen Beanspruchungsreaktionen resultieren sollte (z.B. Andreano & Cahill, 2006; Dickerson & Kemeny, 2004), wurde in beiden Teilstudien IIab eine freie Rede vor Publikum als emotionale Belastungsbedingung gewählt. In Bezug auf die Intensität der psychophysiologischen Aktivierung in der Beanspruchungsbedingung unterschieden sich jedoch die Extremgruppen aus Untersuchung I und die Probanden aus Untersuchung II nicht. Für die Ermittlung der durchschnittlichen AHR in der Beanspruchungsbedingung wurde in Untersuchung I eine Zeitspanne von 15 Minuten, bevor die Probanden mit dem Lernen der jeweiligen Liste begannen, gewählt. In Untersuchung II wurde eine durchschnittliche AHR für die Dauer des Referats bzw. die Testphase des TSST berechnet. Es war somit nicht gelungen, mit Hilfe definierter Belastungsbedingungen höhere physiologische Aktivierungen zu erzielen als in Alltagssituationen mit hohem Aktivierungsgrad. Die Subgruppe von Probanden mit höherer psychophysiologischer Aktiviertheit war in Untersuchung II jedoch größer. Die Intensität der emotionalen Aktivierung in den Beanspruchungsbedingungen von Untersuchung II ist auch im Vergleich zu anderen Studien als eher moderat zu bewerten (vgl. Abschnitt 3.7.3). Hierbei ist sicherlich die Selektionsproblematik aufgrund der Freiwilligkeit der Studienteilnahme von Bedeutung: es ist davon auszugehen, dass die Personen, bei denen die emotionale Beanspruchung durch entsprechende Situationen besonders hoch ist, eher nicht an der Studie teilgenommen haben.

Die AHR wird ab einem gewissen Anstieg der Bewegungsintensität auf Null gesetzt (vgl. Myrtek, Foerster & Brügner, 2001), was für Situationen, in denen die Probanden eine relativ geringe Bewegungsintensität aufweisen, unproblematisch ist. Unter Bedingungen mit hoher Bewegungsintensität kann dies jedoch zu Interpretationsschwierigkeiten führen. So könnte in der vorliegenden Untersuchung die vergleichsweise geringere AHR in der Referatebedingung, auch im Vergleich zur Testphase des TSST, aufgrund zu starker körperlicher Aktivität zustande gekommen sein, obwohl die Arousal-Intensität nicht geringer als in der Laborsituation war. Da die Anstiege der Bewegungsintensität während der Referate nicht sehr hoch waren (vgl. Abschnitt 3.7.3.1), scheint diese Begründung für die vorliegende Untersuchung jedoch eher nicht zuzutreffen.

Die Belastungsphasen in den beiden Teilstudien IIab unterschieden sich hinsichtlich ihrer Dauer: während die Referate im Durchschnitt 33 Minuten lang waren, betrug die Dauer der Testphase des TSST nur 12 Minuten. Hier ist zu beachten, dass für längere Beanspruchungsphasen die Wahrscheinlichkeit der Adaptation höher ist als für kürzere und dies (aufgrund der Mittelwertsbildung über den Zeitraum der Beanspruchungsphase) möglicherweise zu einer Abflachung von hohen AHRs zu Beginn der Beanspruchung geführt haben könnte.

Ein Hauptproblem der gewählten Beanspruchungsbedingung liegt mit hoher Wahrscheinlichkeit in den ambivalenten Reaktionstendenzen auf die emotionale Belastung. Da das Lernen der Listen im Anschluss an die emotionale Beanspruchung stattfand, konnte sich zu diesem Zeitpunkt bereits Erleichterung über die Beendigung der Situation eingestellt haben; dies zeichnete sich vor allem in den Stimmungsratings der Feldstudie ab.

Stimmungskongruenzeffekte wurden – aufgrund der ambivalenten Lernbedingungen – für Probanden, die positive versus negative Stimmungseinschätzungen zum Lernzeitpunkt abgegeben hatten, nochmals nachträglich getrennt analysiert, was jedoch zu einer Reduktion der Stichprobengröße führte. Bei positivem Stimmungsrating in der Beanspruchungsbedingung gilt es auch zu beachten, dass sich Beanspruchungsbedingung und Kontrollbedingung eher in der physiologischen Aktivierungsintensität als in der Valenz der Stimmungsbewertung unterschieden. Allerdings fanden sich auch unter Berücksichtigung der individuellen emotionalen Situationsbewertung keine Hinweise auf stimmungskongruentes Lernen.

Eine weitere Limitierung der Untersuchung stellt die Untrennbarkeit emotionaler und mentaler Beanspruchungen dar. Es bleibt fraglich, ob es sich hierbei um eine grundsätzlich unauflösbare Konfundierungen von Beanspruchungskomponenten handelt (vgl. Myrtek, 2004; Myrtek, Foerster & Brügner, 2001). Die Beanspruchungsbedingungen der beiden Teilexperimente (Referat und TSST) akzentuieren den Aspekt mentaler Beanspruchung jedoch, da die kognitiven Anforderungen in den untersuchten Situationen als hoch zu bewerten sind.

Mit dem Ziel, in der Kontrollbedingung für den Einzelnen optimale Lernbedingungen herzustellen, konnte diese Alltagssituation in Untersuchung II von den Probanden gewählt werden. Die Versuchspersonen sollten jedoch sicherstellen, dass es sich um eine ungestörte Situation handelte. Kritisch ist hierzu anzumerken, dass sich die Kontrollmöglichkeiten dieser Bedingungen auf subjektive Angaben der Versuchsteilnehmer beschränkten. Vier Probanden mussten dann doch aufgrund von Angaben zu unvorhergesehenen Störungen während des Lernens ausgeschlossen werden. Weitere Einschränkungen der Interpretation von Untersuchung II sind mit den geringen Zellenbesetzungen bei einzelnen Analysen verbunden. Aufgrund der Stichprobengröße konnten verschiedene Fragestellungen nicht im Labor-Feld-Vergleich geprüft werden.

4.2.3 Akzeptanz der Methodik

Die Beurteilung der Akzeptanz der FMS-Methodik fiel insgesamt zufriedenstellend aus (vgl. Abschnitt 5). 63 Prozent der Probanden gab an, nicht mehr als sonst auf ihr Verhalten geachtet zu haben. Auf einer Skala mit den Ankerpunkten 1 (gar nicht) bis 7 (völlig) wurden die subjektiven Störungen im Alltag aufgrund der psychophysiologischen Registrierung im Durchschnitt mit 4 bewertet.

4.3 Determinanten der Gedächtnisleistung

4.3.1 Lernmaterial

Während sich unter Alltagbedingungen der hypothesenkonforme Erinnerungsvorteil für emotionales Lernmaterial zeigte, wurden in Untersuchung II neutrale Substantive besser erinnert als Wörter mit positiver oder negativer Valenz. Eine potentielle Erklärung für diese widersprüchlichen Ergebnisse könnte in bestimmten Eigenschaften des Lernmaterials liegen. In Untersuchung II wiesen die Substantive geringere Bildhaftigkeit und einen geringeren Erregungsgrad auf als in Untersuchung I. Diese Unterschiede waren aufgrund der niedrigen Ausprägung der beiden Charakteristika in den im Handbuch deutschsprachiger Wortnormen von Hager und Hasselhorn (1994) zur Verfügung stehenden referatsbezogenen Wörter zustande gekommen. Das neutrale Lernmaterial zeigte in beiden Teilstudien einen etwas geringeren Erregungsgrad als das emotionale, wobei die Unterschiede zwischen neutralem und emotionalem Material in Untersuchung I stärker ausgeprägt waren als in Untersuchung II.

In verschiedenen Studien zeichnete sich der Erregungsgrad des zu lernenden Materials, im Vergleich zur Valenz, als besserer Prädiktor gedächtnisförderlicher Effekte aus (vgl. z.B. Buchanan & Lovallo, 2001; Smeets, et al., 2007). Desweiteren gilt es zu beachten, dass in vielen Studien – im Gegensatz zu den hier durchgeführten Experimenten – Arousal und Valenz des Lernmaterials konfundiert waren. Somit könnte die erinnerungsförderliche Wirkung von Lernmaterial mit emotionaler Bedeutung, die in Untersuchung I – nicht jedoch in Untersuchung II – nachgewiesen werden konnte, teilweise auch auf die Unterschiede zwischen neutralem und emotionalem Lernmaterial hinsichtlich des Erregungsgrads (nicht der Valenz) zurückzuführen sein.

Eine weitere, inhaltliche Hypothese bezieht sich auf den Lernkontext als relevante Einflussgröße: Bei den Lernsituationen des ersten Experiments handelte es sich in der Regel um gewöhnliche Alltagssituationen. Sowohl die reale Referatesituation (Untersuchung IIa) als auch die künstlich provozierte Situation des freien Sprechens (Untersuchung IIb) stellten dagegen lern- bzw. prüfungsbezogene Kontexte dar.

Während es im alltäglichen Leben möglicherweise relevanter ist, sich eher emotional bedeutsame Ereignisse als neutrale Informationen einzuprägen, so kann es in prüfungsrelevanten Situationen von Vorteil sein, Faktenwissen, d.h. Informationen, die in der Regel keine emotionale Relevanz aufweisen, korrekt wiedergeben zu können. Daher könnten die unterschiedlichen Lernkontexte zu selektiver Aufmerksamkeitszuwendung und selektiven Encodierungsprozessen bezüglich emotionalen versus neutralen Informationen geführt haben. Dies würde sowohl den Erinnerungsvorteil für emotionales Lernmaterial in Untersuchung I als auch die besseren Gedächtnisleistungen in Bezug auf neutrales Material in Untersuchung II erklären.

In Untersuchung IIa zeigten sich für negatives Lernmaterial bessere Arbeitsgedächtnisleistungen, aber schlechtere Langzeitgedächtnisleistungen im Vergleich zu positivem Lernmaterial. Eine Erklärungsmöglichkeit könnte in der evolutionstheoretisch begründbaren dringenderen Relevanz liegen, aversive Ereignisse zu encodieren. Andererseits ist zumindest bei nicht-psychiatrischen Stichproben von einer eher geringen Motivation auszugehen, die Erinnerung an unangenehme Ereignisse langfristig aufrechtzuerhalten (Isen, 1985).

Im Einklang mit diesem Erklärungsversuch wäre auch die bessere Wiedererkennungsleistung für negative Informationen im Vergleich zu positivem oder neutralem Lernmaterial, im Abstand von einer Woche zum Lernzeitpunkt, in Untersuchung I zu sehen: in der freien Reproduktion zeigte sich dieser Effekt nicht. Aus evolutionstheoretischer Perspektive mag das bessere Wiedererkennen aversiver Reize nach längeren Zeitintervallen plausibler erscheinen als das aktive Erinnern.

4.3.2 Lernsituation

Unter Alltagsbedingungen ließ sich, in Bezug auf die Reproduktions- und Wiedererkennungsleistungen, der erwartete Lernnachteil für Bedingungen mit negativer Valenz bzw. der Lernvorteil für positive Lernsituationen zumindest teilweise bestätigen. Es waren in Untersuchung II jedoch weder förderliche noch beeinträchtigende Auswirkungen emotionaler Beanspruchung auf die Gedächtnisleistungen nachweisbar.

Ein Phänomen, welches weiterhin zur Nivellierung von potentiellen Effekten beigetragen haben könnte, sind Bodeneffekte aufgrund schlechter Abrufleistungen. Die Lernleistung im Alltag (Untersuchung I) war zwar wesentlich besser als in der Beanspruchungs- und Kontrollbedingung in Untersuchung II, andererseits lag in Untersuchung IIa die Anzahl korrekt reproduzierter Wörter zum dritten Reproduktionszeitpunkt noch bei 19 Prozent und in Untersuchung IIb noch bei 16 Prozent.

Eine relevante modulierende Variable hinsichtlich der Effekte der Lernsituation auf die Gedächtnisperformanz scheint die psychophysiologische Aktivierung zu sein (Abercrombie et. al., 2003; Andreano & Cahill, 2006; Lupien & McEwen, 1997), die zum Großteil durch die entsprechenden Lernbedingungen provoziert wird. Dieser Aspekt wird in Abschnitt 4.3.4 diskutiert.

4.3.3 Stimmungskongruenz

Entgegen der Erwartung konnte in der vorliegenden Arbeit zunächst weder für die unter Alltagssituationen entstandenen Stimmungszustände (Untersuchung I), bzw. für die natürlichen Beanspruchungszustände (IIa), noch für die experimentell induzierten Beanspruchungsbedingungen (IIb) stimmungskongruente Lernphänomene nachgewiesen werden.

Die Auswahl der Wörter wurde auf Substantive mit möglichst hoher Valenzintensität beschränkt; eine Eigenschaft des Lernmaterials, die sich nach Rinck, Glowalla und Schneider (1992) förderlich auf stimmungskongruentes Lernen auswirken sollte. In vielen Studien fand dies jedoch keine Beachtung, wodurch es wahrscheinlich sei, dass sich die inversen Effekte des Lernmaterials mit starker und schwacher Valenz hinsichtlich stimmungskongruentem bzw. stimmungsinkongruentem Lernen gegenseitig ausmittelten.

Die Probanden wurden in allen drei Studien nicht über die Relevanz ihres Stimmungszustandes in Bezug auf das Lernen der Wortlisten informiert, was sich nach Rusting (1998) förderlich auf die Auftretenswahrscheinlichkeit von Stimmungskongruenzeffekten ausgewirkt haben sollte.

In vielen Studien besteht eine Konfundierung zwischen Arousalintensität und Valenz des Lernmaterials. Innerhalb dieser Arbeit wurden positive, negative und neutrale Wörter hinsichtlich der Arousalintensität parallelisiert. Da der Erregungsgrad des Lernmaterials als relevante Einflussgröße bezüglich der Gedächtnisperformanz gilt (Buchanan & Lovallo, 2001; Smeets, et al., 2007), könnte diese Besonderheit des Lernmaterials sich nachteilig auf die Auftretenswahrscheinlichkeit stimmungskongruenten Lernens ausgewirkt haben. Nach Lewis und Williams (1989) treten Stimmungskongruenzeffekte eher auf, wenn das Lernmaterial hinsichtlich Valenz, Arousal-Intensität, etc. von den Probanden selbst beurteilt wird; dies konnte jedoch in den vorliegenden Studien nicht realisiert werden. Die Intensität der emotionalen Beanspruchung scheint eine weitere wichtige modulierende Variable hinsichtlich der Auftretenswahrscheinlichkeit von Stimmungskongruenzeffekten darzustellen (Mayer & Bower, 1985; siehe dazu Abschnitt 4.3.4).

4.3.4 Physiologische Aktivierung

Einflüsse der Intensität der physiologischen Aktivierung auf die Gedächtnisleistung wurden weder unter Alltagbedingungen noch in den definierten emotionalen Beanspruchungssituationen gefunden. Das Ausbleiben der erwarteten Effekte ist wahrscheinlich durch eine zu geringe Intensität der psychophysiologischen Beanspruchungsreaktionen erklärbar.

Im Alltag waren Stimmungskongruenzeffekte in Lernkontexten mit positiver Valenz eher nachweisbar, wenn diese nicht von psychophysiologischer Aktivierung begleitet waren. In Lernkontexten mit negativer Valenz schienen hingegen emotionale Beanspruchungsreaktionen von höherer Intensität (MW 26 AHR-Einheiten) Voraussetzung für stimmungskongruentes Lernen zu sein; eine durchschnittliche AHR von 18 Einheiten zum Lernzeitpunkt resultierte nicht in Stimmungskongruenzeffekten, während ausbleibende physiologische Aktivierung zum Lernzeitpunkt sogar zu stimmungsinkongruenten Lerneffekten führte (Löffler, Braner & Peper, in subm.). In definierten emotionalen Beanspruchungssituationen (Untersuchung II) wurden nur für die Probanden mit der höchsten psychophysiologischen Beanspruchungsreaktion Stimmungskongruenzeffekte beobachtet.

Für die Arbeitsgedächtnisleitung fand sich kein Stimmungskongruenzeffekt; auch in Untersuchung I waren die stimmungskongruenten Lerneffekte für Langzeitgedächtnisleistungen deutlicher ausgeprägt. Das Ausbleiben von Stimmungskongruenzeffekten hinsichtlich der Arbeitsgedächtnisleistung könnte ein Hinweis auf eine Differenzierung der Effekte aufgrund des Abrufes zum Zeitpunkt T1, T2 und T3 sein. Rekonsolidierungsprozesse durch wiederholten Abruf des gelernten Material könnten somit zur Entstehung des Stimmungskongruenzeffekts beigetragen haben (vgl. Forcato et al., 2007; Sara & Hars, 2006).

4.4 Weitere Einflussgrößen

4.4.1 Geschlecht

Während sich bei Männern die erwarteten Gedächtnisdefizite in Lernkontexten mit negativer Valenz im Alltag zeigten, waren bei Frauen keine der postulierten Effekte der Lernsituation auf die Gedächtnisleistung nachweisbar. Sowohl im Alltag als auch in den definierten emotionalen Beanspruchungsbedingungen wurden bei Frauen jedoch eher Hinweise auf stimmungskongruentes Lernen gefunden. Im Alltag wurde stimungskongruentes Lernen für Frauen, die keine physiologische Aktivierung zum Lernzeitpunkt in positivem Lernkontext zeigten, beobachtet; in den ausgewählten emotionalen Beanspruchungssituationen waren die psychophysiologischen Reaktionen bei Männern stärker ausgeprägt als bei Frauen. Somit scheinen die Geschlechtseffekte hinsichtlich stimmungskongruenten Lernens eher nicht durch diese Variable vermittelt zu sein.

4.4.2 Weitere Einflussfaktoren

Einen relevanten Einflussfaktor hinsichtlich der Gedächtnisleistung könnte der emotionale Zustand der Versuchsperson zum Reproduktionszeitpunkt (stimmungsabhängiges Erinnern) darstellen (vgl. Kenealy, 1997; Ucros, 1989). Da negative Emotionen bei der freien Reproduktion im Labor jedoch relativ selten angegeben wurden (Untersuchung I und II: jeweils drei Angaben zum Zeitpunkt

T2 und vier zu T3), war diese potentielle Einflussgröße offensichtlich in den durchgeführten Studien nicht von Bedeutung.

Nach Rusting (1998) ist die Auftretenswahrscheinlichkeit von stimmungskongruentem Lernen bei bestimmten Emotionen höher als bei anderen. Eine Differenzierung innerhalb der emotionalen Zustände mit negativer Valenz zum Lernzeitpunkt war aufgrund zu geringer Zellenbesetzung jedoch nicht möglich. Das zwischenzeitliche Geschehen vom Lernzeitpunkt bis zu den beiden Reproduktionszeitpunkten wurde nicht erfasst. Diese Limitierung stellt jedoch keine Besonderheit der vorliegenden Arbeit dar.

5 Schlussfolgerungen und Perspektiven

In der vorliegenden Arbeit wurden erstmalig die Einflüsse emotionaler Beanspruchungssituationen auf deklarative Gedächtnisleistungen mittels multimodaler Datenerfassung in realen Alltagssituationen und im Labor-Feld-Vergleich untersucht. Hierfür wurde das Freiburger Monitoring System zum ersten Mal in einem erweiterten Anwendungsbereich eingesetzt. Dies wirft die Frage auf, ob diese relativ aufwändige Methode einen Mehrwert im Vergleich zu den herkömmlichen Untersuchungsansätzen der kognitiven oder neuroendokrinologischen Forschung bietet.

Einige der postulierten Effekte waren unter Alltagsbedingungen bei multimodaler Datenerfassung nachweisbar. Einflüsse der Intensität der Beanspruchungsreaktionen konnten jedoch weder im Laborsetting noch im Alltag gezeigt werden. Bei früheren Studien, in denen Einflüsse emotionaler Beanspruchungsreaktionen auf Gedächtnisleistungen nachgewiesen werden konnten, handelte es sich häufig um pharmakologische Untersuchungen oder endogene Cortisolausschüttungen wurden experimentell provoziert.

In der Regel wurden jedoch keine natürlichen Beanspruchungsreaktionen in realen Lebenssituationen untersucht. Eine Zielsetzung künftiger Forschungsarbeiten kann somit in der Identifikation kritischer Schwellenwerte für relevante physiologische und neuroendokrine Parameter liegen, welche gedächtnisförderliche, bzw. -beeinträchtigende Effekte wahrscheinlich machen. In einem nächsten Schritt wäre zu prüfen, in welchen realen Lebenssituationen Beanspruchungsbedingungen mit entsprechender Intensität mit den entsprechenden Wirkungen auftreten können.

Die Relevanz der multimodalen Datenerfassung zeigte sich sowohl im Labor als auch im Feld. Einflüsse des subjektiven Beanspruchungserlebens auf die Gedächtnisleistung waren – im Gegensatz zur physiologischen Aktivierung – deutlicher ausgeprägt. Jedoch bestätigte sich die Notwendigkeit einer multimodalen Datenerhebnung vor allem aufgrund der beobachteten Stimmungskongruenzeffekte: stimmungskongruentes Lernen war nur unter Berücksichtigung *sowohl subjektiver Situationsbewertungen als auch physiologischer Beanspruchungen* zum Lernzeitpunkt nachweisbar.

Eine Zielsetzung weiterer Forschungsaktivitäten könnte somit in der Ermittlung der notwendigen Intensität der psychophysiologischen Aktivierung zum Lernzeitpunkt liegen; ferner könnte geprüft werden, ob sich ab einer gewissen Intensität Beanspruchungsreaktionen nachteilig auf stimmungskongruentes Lernen auswirken.

Beachtenswert ist, dass sich stimmungskongruentes Lernen vorrangig in realen Lebenssituationen nachweisen ließ und nicht unter stärker kontrollierten Bedingungen. Das Phänomen wird offenbar nicht – wie vielleicht zunächst zu erwarten ist – durch eine Vielzahl potentieller Einflussfaktoren maskiert. So scheint es sich bei den verschiedenen modulierenden Variablen nicht um Störgrößen zu handeln, sondern um notwendige Bedingungen, die die Entstehung stimmungskongruenten Lernens begünstigen.

Da die natürliche Welt in ihrer Komplexität und vor allem ihrer persönlichen Relevanz nicht unmittelbar auf künstlich geschaffene Situationen übertragbar ist, ist es einerseits notwendig, die Einflüsse emotionaler Effekte auf Gedächtnisprozesse unter natürlichen Bedingungen zu prüfen; potentielle Einflussfaktoren, wie Lärm, Anwesenheit weiterer Personen, etc. sollten jedoch objektiv (z.B. durch Ton- und Videoaufzeichnungen) erfasst und ausgewertet werden. Andererseits können Stör- und Moderatorvariablen unter Laborbedingungen systematisch variiert werden, um deren Einflüsse differenzierter betrachten zu können. Kombinierte Labor-Feld-Versuchspläne könnten konkretisieren helfen, welche Bedingungen notwendig bzw. hinreichend für das Entstehen stimmungskongruenter Lernphänomene sind.

In beiden Studien zeigten sich geschlechtsspezifische Effekte. Bezüglich stimmungskongruenten Lernens wurde diese Einflussgröße jedoch bisher kaum untersucht.

Die Beurteilungen zur Akzeptanz der Methodik fielen insgesamt zufriedenstellend aus. Moderne Registriersysteme zur ambulanten Erfassung psychophysiologischer Daten bestehen in zunehmendem Maß aus kleineren, leichteren und kabellosen Geräten; dies macht die Registrierung unter Alltagsbedingungen angenehmer und komfortabler und trägt zur Erhöhung von Akzeptanz und Natürlichkeit der Situation bei.

Da emotionale Beanspruchungssituationen von hoher Intensität im Alltag eher die Ausnahme und schwache Stimmungsfluktuationen die Regel sind, ergibt sich die Problematik der Generierung natürlicher Lernsituationen von hoher emotionaler Beanspruchungsintensität (vgl. Löffler, Braner & Peper, 2008). Die experimentelle Erzeugung von Lernbedingungen mit hoher negativer Valenz im Labor, die eine große Authentizität und persönliche Relevanz aufweisen, ist in der Regel – schon aufgrund ethischer Gesichtspunkte – kaum möglich. Natürlich vorkommende emotionale Situationen weisen diese Merkmale möglicherweise stärker auf. Für die Generierung geeigneter natürlicher Lernbedingungen mit entsprechend hoher psychophysiologischer Aktivierung wäre eine Optimierung der „Kommunikationsmöglichkeiten" zwischen Aufzeichnungsgerät der physiologischen Daten und Taschencomputer vonnöten, so dass das Lernmaterial in Abhängigkeit von der Intensität der AHR präsentiert werden kann.

Die Eliminierung aktivitätsbezogener Anteile der Herzfrequenzanstiege hat für Feldstudien eine hohe Relevanz (vgl. Myrtek, Foerster & Brügner, 2001).

Hinweise hierfür zeigten sich auch in der vorliegenden Arbeit: In Untersuchung II ergaben sich Stimmungskongruenzeffekte, wie nach Mayer und Bower (1985) zu erwarten, nur bei starken emotionalen Beanspruchungsreaktionen. Bei Extremgruppenbildung zeigte sich der Effekt jedoch nur in Bezug auf die AHR und nicht hinsichtlich der Herzfrequenz; dies kann als Hinweis auf die Relevanz der Auspartialisierung metabolisch bedingter Herzfrequenzerhöhungen interpretiert werden. Desweiteren war der Zusammenhang zwischen beanspruchungsinduzierter Cortisolkonzentration infolge des TSST und durchschnittlicher AHR während der Testphase des TSST höher als die Korrelation zwischen Cortisolreaktion und durchschnittlicher Herzfrequenz.

Zielsetzung weiterer Forschungsarbeiten im Bereich des ambulanten psychophysiologischen Monitorings können in der Weiterentwicklung des AHR-Algorithmus liegen, indem beispielsweise Abfragen oder Leistungstests intensitätsabhängig ausgelöst werden können. Unter Berücksichtigung der genannten Modifikationen scheint das *interaktive psychophysiologische Monitoring* eine geeignete und innovative Methode zur Untersuchung von Lernprozessen in emotionalen Situationen im Alltag zu sein. Dieser Ansatz hat eine wichtige heuristische Funktion, da differenziertere Befunde bezüglich der vielfältigen Einflussgrößen auf emotionale Lern- und Gedächtnisleistungen generiert werden können als dies durch Anwendung herkömmlicher Methoden möglich ist.

Interessante Anwendungsfelder könnten im pädagogischen Bereich liegen (z.B. Schaffung optimaler Bedingungen durch Gestaltung sinnvoller Lernsituationen mit unterschiedlicher Intensität). Auch im klinischen Bereich kann dieser Ansatz nützlich sein (z.B. für diagnostische und therapeutische Aspekte bei affektiven Störungen, insbesondere der Posttraumatischen Belastungsstörung, durch Monitoring emotionaler Zustände und Gedächtnisprozesse). Da stimmungskongruente Lernprozesse bei Frauen von größerer Bedeutung zu sein scheinen als bei Männern, sollten auch die geschlechtsspezifischen Konsequenzen für Lernprogramme oder Therapiemaßnahmen bedacht werden.

6 Zusammenfassung

Modulierende Einflüsse emotionaler Beanspruchungsreaktionen auf deklarative Lern- und Gedächtnisleistungen, insbesondere das stimmungskongruente Lernen, wurden in der Vergangenheit unter experimentell-psychologischen Laborbedingungen bei Gesunden und bei Personen mit psychischen Störungen nachgewiesen. Diese Ergebnisse belegen, dass sich positive Lernkontexte und Stimmungszustände förderlich auf Lernen und Gedächtnis auswirken können. Für negative Stimmungen ist die Datenlage heterogen; insbesondere sollen intensive psychophysiologische Beanspruchungsreaktionen die Konsolidierung von Gedächtnisinhalten beeinträchtigen. Positive Stimmungszustände sollen stimmungskongruentes Lernen begünstigen, während die Datenlage für negative Stimmungen heterogen ist, da diese auch einen stimmungsinkongruenten Lerneffekt zur Folge haben können. Da die Generalisierung dieser Laborbefunde auf reale Lebensumstände gesunder Personen vollkommen unklar ist, wurden in zwei Studien mit unterschiedlich stark kontrollierten situativen Randbedingungen die Einflüsse von Lernsituationen und –material auf deklarative Lern- und Gedächtnisleistungen untersucht.

In Studie I wurden die Einflüsse von Lernsituationen mit unterschiedlich wahrgenommener emotionaler Valenz auf deklarative Gedächtnisleistungen in Alltagssituationen untersucht (N=70). Die Probanden lernten zwei Listen in einem negativ- und positiv-valenten Kontext sowie eine weitere unter neutralen Bedingungen. Die Listen setzten sich aus unterschiedlichen Substantiven mit negativer und positiver Valenz und aus neutralen Wörtern zusammen. In Studie II wurden die Effekte sozial beanspruchender Situationen auf die Gedächtnisperformanz in einem Labor-Feld-Vergleich geprüft. In der ersten Teilstudie IIa prägten sich die Probanden (N=20) eine Wortliste nach einer realen mündlichen Seminarpräsentation, die zweite Liste in einer neutralen Situation ein. In der Teilstudie IIb wurde das Material nach Durchführung des „Trier Social Stress Test“ (Kirschbaum, Pirke & Hellhammer, 1993) und in einer Kontrollsituation präsentiert (N=21). Die freie Reproduktion des gelernten Materials erfolgte durch kontrollierte, digitale Aufzeichnung zu verschiedenen Zeitpunkten, und zwar unmittelbar nach dem Lernen, am darauf folgenden Tag sowie nach einer Woche. Zur ambulanten Erfassung subjektiver Befindlichkeitseinschätzungen und physiologischer Aktivierungsprozesse wurde das Freiburger Monitoring System (FMS; Myrtek, Foerster & Brügner, 2001) verwendet. Aktivierungsindikator war die nicht-metabolische Herzfrequenzerhöhung (*„additional heart rate“*), d.h. Erhöhungen relativ zum individuellen und situativen Herzfrequenz-Niveau, die in Echtzeit hinsichtlich der Bewegungsaktivität korrigiert wurden. Das ambulante FMS wurde hierbei erstmalig mit einem kontrollierten Lern- und

Gedächtnisparadigma, wie es typischerweise in Laborsettings eingesetzt wird, kombiniert.

Unter realen Alltagsbedingungen ließen sich förderliche Effekte aufgrund der emotionalen Kongruenz des Lernmaterials sowie hypothesenkonforme Lerndefizite für Lernsituationen mit negativer Valenz und förderliche Auswirkungen positiver Lernkontexte nachweisen. Die Hypothesen differentieller Lern- und Gedächtniseffekte bei sozialer Beanspruchung oder bezüglich Intensitätsunterschieden der Beanspruchung konnten jedoch nicht bestätigt werden. Stimmungskongruente Lerneffekte waren insgesamt nur dann nachweisbar, wenn nicht nur das emotionale Befinden, sondern auch die Intensität der psychophysiologischen Aktivierung zum Lernzeitpunkt berücksichtigt wurde. Weiterhin ergaben sich geschlechtsspezifische Lerneffekte, welche darauf hindeuten, dass Stimmungskongruenzeffekte bei Frauen stärker ausgeprägt waren. Der kombinierte Labor-Feld-Vergleich mit multimodaler Datenerfassung stellt eine innovative Forschungsstrategie zur Differenzierung der vielfältigen situativen und personalen Faktoren dar, welche deklarative Lern- und Gedächtnisfunktionen im realen Lebensalltag beeinflussen.

Verzeichnisse

Literaturverzeichnis

Abercrombie, H.C., Kalin, N.H., Thurow, M.E., Rosenkranz, M.A. & Davidson, R.J. (2003). Cortisol variation in humans affects memory for emotionally laden and neutral information. *Behavioral Neuroscience*, 117, 505-516.

Andreano, J.M. & Cahill, L. (2006). Glucocorticoid release and memory consolidation in men and women. *Psychological Science*, 17, 466-470.

Atkinson, R.C. & Shiffrin, R.M. (1968). Human memory: A proposed system and its control processes. In K.W. Spence & J.T. Spence (Eds.), *The psychology of learning and motivation.* Oxford: Academic Press.

Baddeley, A.D., Eysenck, M.W. & Anderson, M.C. (2010). *Memory.* Hove, UK: Psychology Press.

Beckner, V.E., Tucker, D.M., Delville, Y. & Mohr, D.C. (2006). Stress facilitates consolidation of verbal memory for a film but does not affect retrieval. *Behavioral Neuroscience*, 120, 518-527.

Bless, H., Hamilton, D.L. & Mackie, D.M. (1992). Mood effects on the organization of person information. *European Journal of Social Psychology*, 22, 497-509.

Bonis, M., de & Freixa i Baque', E. (1978). Diphasic electrodermal response, heart rate and moods. *Biological Psychology*, 6, 77-91.

Boucsein, W. (1988). *Elektrodermale Aktivität.* Grundlagen, Methoden und Anwendungen. Berlin: Springer.

Bower, G.H. (1981). Mood and memory. *The American Psychologist*, 36, 129-148.

Bower, G.H. & Forgas, J.P. (2000). Affect, memory, and social cognition. In E. Eich, J.F. Kihlstrom,G.H. Bower, J.P. Forgas & P.M. Niedenthal (Eds.), *Cognition and Emotion* (pp. 87-168). New York: Oxford University Press.

Braner, M. (2005). *FMS.* Manual. Abteilung Biologische und Differentielle Psychologie. Institut für Psychologie, Universität Freiburg.

Brewin, C.R., Kleiner, J.S., Vasterling, J.J. & Field, A.P. (2007). Memory for emotionally neutral information in posttraumatic stress disorder: A meta-analytic investigation. *Journal of Abnormal Psychology*, 116, 448-463.

Brügner, G. (1998). MONITOR: Ein flexibles Programm zur Datenerhebung mittels Pocket-PC. *Zeitschrift für Differentielle und Diagnostische Psychologie*, 19, 145-147.

Bryan, T., Mathur, S. & Sullivan, K. (1996). The impact of positive mood on learning. *Learning Disability Quarterly*, 19, 153-162.

Buchanan, T.W. & Lovallo, W.R. (2001). Enhanced memory for emotional material following stress-level cortisol treatment in humans. *Psychoneuroendocrinology*, 26, 307-317.

Buchanan, T.W. & Tranel, D. (2008). Stress and emotional memory retrieval: Effects of sex and cortisol response. *Neurobiology of Learning and Memory*, 89, 134-141.

Cacioppo, J.T. (2004). Feelings and emotions: Roles for electrophysiological markers. *Biological Psychology*, 67, 235-243.

Cahill, L., Gorski, L. & Le, K. (2003). Enhanced human memory consolidation with post-learning stress: interaction with the degree of arousal at encoding. *Learn. Mem.*, 10, 270-274.

Cahill, L., Haier, R.J., White, N.S., Fallon, J., Kilpatrick, L., Lawrence, C., Potkin, S.G. & Alkire, M.T. (2001). Sex-related difference in amygdala activity during emotionally influenced memory storage. *Neurobiology of Learning and Memory*, 75, 1-9.

Cahill, L. & McGaugh, J.L. (1996). Modulation of memory storage. *Current Opinion in Neurobiology*, 6, 237-242.

Cahill, L. & McGaugh, J.L. (1998). Mechanisms of emotional arousal and lasting declarative memory. *TINS*, 21, 294-299.

Canli, T., Sivers, H., Whitfield, S.L., Gotlib, I.H. & Gabrieli, J.D.E. (2002). Amygdala response to happy faces as a function of extraversion. *Science*, 296, 2191.

Cross, E.M. & Chaffin, W.W. (1982). Use of the binomial theorem in interpreting results of multiple tests of significance. *Educational and Psychological Measurement*, 42, 25-34.

De Quervain, D.J., Roozendaal, B., Nitsch, R.M., McGaugh, J.L. & Hock, C. (2000). The role of stress and glucocorticoids in memory retrieval. *Society of Neuroscience Abstracts*, 26, No.-559.15.

Diamond, D.M., Bennett, M.C., Fleshner, M. & Rose, G.M. (1992). Inverted-u relationship between the level of peripheral corticosterone and the magnitude of hippocampal primed burst potentiation. *Hippocampus*, 2, 421-430.

Dickerson, S.S. & Kemeny, M.E. (2004). Acute stressors and cortisol responses: A theoretical integration and synthesis of laboratory research. *Psychological Bulletin*, 130, 355-391.

Domes, G., Heinrichs, M., Reichwald, U. & Hautzinger, M. (2002). Hypothalamic-pituitary-adrenal axis reactivity to psychological stress and memory in middle-aged women: High responders exhibit enhanced declarative memory performance. *Psychoneuroendocrinology*, 27, 843-853.

Ebner, U.W. (2004). *Ambulantes psychophysiologisches Monitoring in der psychiatrischen Forschung.* Frankfurt a. Main: Peter Lang.

Ebner-Priemer, U.W. (Hrsg.) (2006). *Ambulantes psychophysiologisches Monitoring – Neue Perspektiven und Anwendungen*. Frankfurt a. Main: Peter Lang.

Ebner-Priemer, U.W. & Kubiak, T. (2007). Psychological and psychophysiological ambulatory monitoring: A review of hardware and software solutions. *European Journal of Psychological Assessment*, 23, 214-226.

Eich, E. (1995). Searching for mood dependent memory. *Psychological Science*, 6, 67-75.

Ekman, P. (1992). An argument for basic emotions. *Cognition and Emotion*, 6, 169-200.

Ekman, P. (1999). Basic emotions. In T. Dalgleish & M. Power. (Eds.), *Handbook of Cognition and Emotion*, Chichester: Wiley, 45-60.

Elzinga, B.M., Bakker, A. & Bremner, J.D. (2005). Stress-induced cortisol elevations are associated with impaired delayed, but not immediate recall. *Psychiatry Research*, 134, 211-223.

Fahrenberg, J. (1987). Zur psychophysiologischen Methodik: Konvergenz, Fraktionierung oder Synergismen?. *Diagnostica*, 33, 272-287.

Fahrenberg, J. (1996). Ambulatory assessment: Issues and perspectives. In J. Fahrenberg & M. Myrtek (Eds.), *Ambulatory Assessment. Computer-assisted psychological and psychophysiological methods in monitoring and field studies*. Göttingen: Hogrefe & Huber, 3-20.

Fahrenberg, J. & Foerster, F. (1982). Covariation and consistency of activation parameters. *Biological Psychology*, 15, 151-169.

Fahrenberg, J., Hampel, R. & Selg, H. (2001). *FPI-R. Das Freiburger Persönlichkeitsinventar, 7., überarbeitete und neu normierte Auflage*. Göttingen: Hogrefe.

Fahrenberg, J., Hüttner, P. & Leonhart, R. (2001). MONITOR: Acquisition of psychological data by a hand-held PC. In J. Fahrenberg & M. Myrtek (Eds.), *Progress in ambulatory assessment. Computer-assisted psychological and psychophysiological methods in monitoring and field studies*, Chapter 5 (pp. 93-112) Göttingen: Hogrefe & Huber.

Fahrenberg, J. & Myrtek, M. (Eds.) (1996). *Ambulatory Assessment. Computer-assisted psychological and psychophysiological methods in monitoring and field studies*. Göttingen: Hogrefe & Huber.

Fahrenberg, J. & Myrtek, M. (Eds.) (2001a). *Progress in ambulatory assessment. Computer-assisted psychological and psychophysiological methods in monitoring and field studies.* Göttingen: Hogrefe & Huber.

Fahrenberg, J. & Myrtek, M. (2001b). Ambulantes Monitoring und Assessment. In F. Rösler (Hrsg.), *Enzyklopädie der Psychologie*, Theorie und Forschung

(Themenbereich C), Biologische Psychologie (Serie I), Grundlagen und Methoden der Psychophysiologie (Band 4). Göttingen: Hogrefe.

Fahrenberg, J., Myrtek, M., Pawlik, K. & Perrez, M. (2007). Ambulantes Assessement – Verhalten im Alltagskontext erfassen. Eine verhaltenswissenschaftliche Herausforderung an die Psychologie. *Psychologische Rundschau*, 58, 12-23.

Fiedler, K. & Stroehm, W. (1986). What kind of mood influences what kind of memory: The role of arousal and information structure. *Memory & Cognition*, 14, 181-188.

Foerster, F. (2003). *BIO 29/30. Biosignalanalysen.* Programmbeschreibung. Forschungsgruppe Psychophysiologie. Psychologisches Institut der Universität Freiburg.

Forcato, C., Burgos, V.L., Argibay, P.F., Molina, V.A., Pedreira, M.E. & Maldonado, H. (2007). Reconsolidation of declarative memory in humans. *Learning & Memory*, 14, 295-303.

Hager, W. & Hasselhorn, M. (Hrsg.) (1994). *Handbuch deutschsprachiger Wortnormen*. Göttingen: Hogrefe.

Hamann, S. & Mao, H. (2002). Positive and negative emotional verbal stimuli elicit activity in the left amygdala. *Neuroreport: For Rapid Communication of Neuroscience Research*, 13, 15-19.

Hasher, L., Rose, K.C., Zacks, R.T., Sanft, H. & Doren, B. (1985). Mood, recall, and selectivity effects in normal college students. *Journal of Experimental Psychology*, 114, 104-118.

Hautzinger, M. & Bailer, M. (1993). *ADS. Allgemeine Depressions Skala*. Göttingen: Beltz Test GmbH.

Henry, G.M., Weingartner, H. & Murphy, D.L. (1973). Influence of affective states and psychoactive drugs on verbal learning and memory. *American Journal of Psychiatry*, 130, 966-971.

Hopper, J.W., Karlsgodt, K.H., Adler, C.M., Macklin, E.A., Lukas, S.E. & Elman, I. (2004). Effects of acute cortisol and cocaine administration on attention, recall and recognition task performance in individuals with cocaine dependence. *Human Psychopharmacology*, 19, 511-516.

Hüttner, P. (2002). *MONITOR 9. Programmbeschreibung*. Forschungsgruppe Psychophysio logie. Psychologisches Institut der Universität Freiburg.

Hufford, M.R., Shiffman, S., Paty, J. & Stone, A.A. (2001). Electronic momentary assessment: Real- world, real-time measurement of patient experience. In J. Fahrenberg & M. Myrtek (Eds.), *Progress in ambulatory assessment. Computer-assisted psychological and psychophysiological methods in monitoring and field studies*, Chapter 4 (pp. 69-92). Göttingen: Hogrefe & Huber.

Isen, A.M. (1985). Asymmetry of happiness and sadness in effects on memory in normal college students: Comment on Hasher, Rose, Zacks, Sanft and Doren. *Journal of Experimental Psychology*, 114, 388-391.

Isen, A.M., Shalker, T.E., Clark, M. & Karp, L. (1978). Affect, accessibility of material in memory, and behavior: A cognitive loop? *Journal of Personality and Social Psychology*, 36, 1-12.

Jelicic, M., Geraerts, E., Merckelbach, H. & Guerrieri, R. (2004). Acute stress enhances memory for emotional words, but impairs memory for neutral words. *Intern. J. Neuroscience.*, 114, 1343-1351.

Käppler, C., Brügner, G. & Fahrenberg, J. (2001). Pocketcomputer-unterstütztes Assessment mit MONITOR. Befindlichkeit im Alltag, Methodenakzeptanz und die Replikation des Retrospektionseffektes. *Zeitschrift für Differentielle und Diagnostische Psychologie*, 22, 249-266.

Käppler, C. & Rieder, S. (2001). Does the retrospection effect hold as a stable phenomenon? First results from a transcultural self-monitoring study of mood and cognitive states in brazil and germany. In J. Fahrenberg & M. Myrtek (Eds.), *Progress in ambulatory assessment. Computer-assisted psychological and psychophysiological methods in monitoring and field studies*, Chapter 6 (pp. 113-122). Göttingen: Hogrefe & Huber.

Kandel, E.R., Schwartz, J.H. & Jessell, T.M. (Eds.) (2000). *Principles of Neural Science.* New York: Mc Graw-Hill.

Kaufman, J.S. (1994). Mood congruent effects and network models of memory: Where do we go from here?. *Psychology, A Journal of Human Behavoir*, 31, 12-25.

Kenealy, P.M. (1997). Mood-state-dependent retrieval: The effects of induced mood on memory reconsidered. *The Quarterly Journal of Experimental Psychology*, 50A, 290-317.

Kensinger, E.A. & Corkin, S. (2003). Effect of negative emotional content on working memory and long-term memory. *Emotion*, 3, 378-393.

Killgore, W.D. & Yurgelun-Todd, D.A. (2001). Sex differences in amygdala activation during the perception of facial affect. *Neuroreport: For Rapid Communication of Neuroscience Research*, 12, 2543-2547.

Kim, J.J. & Diamond, D.M. (2002). The stressed hippocampus, synaptic plasticity and lost memories. *Nature Reviews*, 3, 453-462.

Kim, J.J., Lee, H.J., Han, J.-S. & Packard, M.G. (2001). Amydala is critical for stress-induced modulation of hippocamal long-term potentiation and learning. *The Journal of Neurosciene*, 21, 5222-5228.

Kim, J.J., Song, E.Y. & Kosten, T.A. (2006). Stress effects in the hippocampus: Synaptic plasticity and memory. *Stress*, 9, 1-11.

Kirschbaum, C., Pirke, K.-M. & Hellhammer, D.H. (1993). The ‚Trier Social Stress Test'– a tool for investigating psychobiological stress responses in a laboratory setting. *Neuropsychobiology*, 28, 76-81.

Kirschbaum, C., Wolf, O.T., May, M., Wippich, W. & Hellhammer, D.H. (1996). Stress-and treatment-induced elevations of cortisol levels associated with impaired declarative memory in healthy adults. *Life Sciences*, 58, 1475-1483.

Klaassen, T., Riedel, W.J., Deutz, N.E.P. & van Praag, H.M. (2002). Mood congruent memory bias induced by tryptophan depletion. *Psychological Medicine*, 32, 167-172.

Knight, B.G., Maines, M.L. & Robinson, G.S. (2002). The effects of sad mood on memory in older adults: A test of the mood congruence effect. *Psychology and Aging*, 17, 653-661.

Kring, A.M. & Gordon, A.H. (1998). Sex differences in emotion: Expression, experience, and physiology. *Journal of Personality and Social Psychology*, 74, 686-703.

Kudielka, B.M. & Kirschbaum, C. (2005). Sex differences in HPA axis responses to stress: A review. *Biological Psychology*, 69, 113-132.

Kuhlmann, S., Kirschbaum, C. & Wolf, O.T. (2005). Effects of oral cortisol treatment in healthy young women on memory retrieval of negative and neutral words. *Neurobiology of Learning and Memory*, 83, 158-162.

Kuhlmann, S., Piel, M. & Wolf, O.T. (2005). Impaired memory retrieval after psychosocial stress in healthy young men. *The Journal of Neuroscience*, 25, 2977-2982.

Lang, P., Rice, D.G. & Sternbach, R.A. (1972). The psychophysiology of emotion. In N.S. Greenfield & R. A. Sternbach (Eds.), *Handbook of psychophysiology* (pp. 623-643). New York: Holt.

LeDoux, J. E. (2000). Emotion circuits in the brain. *Annu. Rev. Neurosci.*, 23, 155-184.

Lee, A.Y. & Sternthal, B. (1999). The effects of positive mood on memory. *Journal of Consumer Research*, 26, 115-127.

Leight, K.A. & Ellis, H.C. (1981). Emotional mood states, strategies, and state-dependency in memory. *Journal of Verbal Learning and Verbal Behavoir*, 20, 251-266.

LePine, J.A., LePine, M.A. & Jackson, C.L. (2004). Challenge and hindrance stress: Relationships with exhaustion, motivation to learn, and learning performance. *Journal of Applied Psychology*, 89, 883- 891.

Levine, L.J. & Burgess, S.L. (1997). Beyond general arousal: Effects of specific emotions on memory. *Social Cognition*, 15, 157-181.

Lewis, V.E. & Williams, R.N. (1989). Mood-congruent vs. mood-state-dependent learning: Implications for a view of emotion. In D. Kuiken (Ed.), Mood and Memory: Theory, research, and applications. (Special Issue). *Journal of Social Behavoir and Personality*, 4, 157-171.

Löffler, S., Braner, M. & Peper, M. (2007). Emotionale Beanspruchung und Gedächtnis im Alltag: Probleme der multimethodalen Erfassung mit dem Freiburger Monitoring System (FMS). *4th Conference of the European Network for Ambulatory Assessment. June 28-30, 2007, Fribourg, Switzerland.*

Löffler, S., Braner, M. & Peper, M. (2008). Effects of emotional activation on mood-congruent learning in daily life. *International Congress of Psychology, Berlin, July 20-25, 2008.*

Löffler, S., Braner, M. & Peper, M. (2009). Ambulatory assessment of emotional state and declarative memory. In T. Kubiak & H. Weber (Eds.), *1st Biennial Conference of the Society for Ambulatory Assessment, Greifswald, Germany, June 25-28, 2009 (pp. 62-63).* Lengerich: Papst.

Löffler, S., Braner, M. & Peper, M. Mood-congruent memory in real life: evidence from interactive psychophysiological monitoring, in submission.

Löffler, S., Braner, M. & Peper, M. et al. Effects of social stress on declarative memory: a comparison of lab and real life settings, in prep.

Lupien, S.J, Gillin, C. J. & Hauger, R.L. (1999). Working memory is more sensitive than declarative memory to the acute effects of corticosteroids: A dose-response study in humans. *Behavioral Neuroscience*, 113, 420-430.

Lupien, S.J. & Lepage, M. (2001). Stress, memory, and the hippocampus: Can't live with it, can't live without it. *Behavioural Brain Research*, 127, 137-158.

Lupien, S.J. & McEwen, B.S. (1997). The acute effects of corticosteroids on cognition: Integration of animal and human model studies. *Brain Research Reviews*, 24, 1-27.

Lupien, S.J. & Schramek, T.E. (2006). The differential effects of stress on memory consolidation and retrieval: A potential involvement of reconsolidation? Theoretical comment on Beckner et al. (2006). *Behavioral Neuroscience*, 120, 735-738.

Maes, M., Mommen, K, Hendrickx, D., Peeters, D., D'Hondt, P., Ranjan, R., DeMeyer, F.& Scharpe, S. (1997). Components of biological variation, including seasonality, in blood concentrations of TSH, TT3, FT4, PRL, cortisol, testosterone in healthy volunteers. *Clin. Endocrinol.* 46, 587-598.

Maheu, F.S., Collicutt, P., Kornik, R., Moszkowski, R. & Lupien, S.J. (2005). The perfect time to be stressed: A differential modulation of human memory by stress applied in the morning or in the afternoon. *Progress in Neuro-Psychopharmacology & Biological Psychiatry*, 29, 1281-1288.

Matt, G.E., Vazquez, C. & Campbell, W.K. (1992). Mood-congruent recall of affectively toned stimuli: A meta-analytic review. *Clinical Psychology Review*, 12, 227-255.
Mayer, J.D. & Bower, G.H. (1985). Naturally occurring mood and learning: Comment on Hasher, Rose, Zacks, Sanft and Doren. *Journal of Experimental Psychology*, 114, 396-403.
Mayer, J.D., McCormick, L.J. & Strong, S.E. (1995). Mood-congruent memory and natural mood: New evidence. *Personality and Social Psychology Bulletin*, 21, 736-746.
McEwen, B.S. & Sapolsky, R.M. (1995). Stress and cognitive function. *Current Opinion in Neurobiology, 5,* 205-216.
McGaugh, J.L. (2004). The amygdala modulates the consolidation of memories of emotionally arousing experiences. *Annual Review of Neuroscience,* 27, 1-28.
McGaugh, J.L., Roozendaal, B. & Cahill, L. (2000). Modulation of memory storage by stress hormones and the amygdaloid complex. In: M.S. Gazzaniga (Ed.), *The New Cognitive Neurosciences* (2nd ed.). Cambridge, MA: MIT Press/Bradford Book.
Murphy, F.C., Nimmo-Smith, I. & Lawrence, A.D. (2003). Functional neuroanatomy of emotions: A meta-analysis. *Cognitive, Affective, & Behavioral Neuroscience*, 3, 207-233.
Myrtek, M. (2004). (Ed.) *Heart and Emotion. Ambulatory Monitoring Studies in Everyday Life*. Göttingen: Hogrefe & Huber.
Myrtek, M., Foerster, F. & Brügner, G. (2001). *Freiburger Monitoring System (FMS)*. Frankfurt a.M.: Peter Lang.
Nasby, W. & Yando, R. (1982). Selective encoding and retrieval of affectively valent information: Two cognitive consequences of children's mood states. *Journal of Personality and Social Psychology*, 43, 1244-1253.
Newcomer, J.W., Selke, G., Melson, A.K., Hershey, T., Craft, S., Richards, K. & Alderson, A.L. (1999). Decreased memory performance in healthy humans induced by stress-level cortisol treatment. *Arch Gen Psychiatry*, 56, 527-533.
Oei, N.Y.L, Everaerd, W.T.A.M., Elzinga, B.M., van Well, S. & Bermond, B. (2006). Psychosocial stress impairs working memory at high loads: An association with cortisol levels and memory retrieval. *Stress*, 9, 133-141.
Parrott, W.G. & Sabini, J. (1990). Mood and memory under natural conditions: Evidence for mood incongruent recall. *Journal of Personality and Social Psychology*, 59, 321-336.
Peper, M. (2007). Emotionen. In M. Herrmann & S. Gauggel (Hrsg.), *Handbuch der Neuro- und Biopsychologie* (S. 345-356). Göttingen: Hogrefe.

Peper, M. (2009). Neurobiologische Emotionsmodelle. In G. Stemmler (Hrsg.), *Enzyklopädie der Psychologie: Themenbereich C Theorie und Forschung, Serie 4, Band 3: Psychologie der Emotion (S. 21-79).* Göttingen: Hogrefe.

Peper, M., Herpers, M., Spreer, J., Hennig, J. & Zentner, J. (2006). Functional neuroimaging of emotional learning and autonomic reactions. *Journal of Physiology*, 99, 342-354.

Peper, M. & Irle, E. (1997). Die Neuropsychologie der Emotionen. In H.J. Markowitsch (Hrsg.), *Enzyklopädie der Psychologie: Themenbereich C Theorie und Forschung, Serie 1 Biologische Psychologie, Band 2: Klinische Neuropsychologie* (S. 741-896). Göttingen: Hogrefe.

Peper, M., Braner, M., & Löffler, S. (2008). Effects of social stress on state-dependent learning: a comparison of lab and real life settings. Inter*national Congress of Psychology, Berlin, July 20-25, 2008.*

Peper, M., Löffler, S., Braner, M., & Hüttner, P. (2006). Effekte emotionaler Beanspruchung auf Gedächtnisleistungen im Alltag: Ambulantes psychophysiologisches Monitoring mit dem Freiburger FMS-System. *45. Kongress der Deutschen Gesellschaft für Psychologie, 17.-21. September 2006, Universität Erlangen-Nürnberg.*

Peper, M., Löffler, S., Braner, M., Will, K., & Herpers, M. (2005). Interactions of emotion and memory: Evidence from psychophysiological laboratory and field studies. *ISRE Conference, July 11-15, Bari, Italy.*

Perlstein, W.M., Elbert, T. & Stenger, V.A. (2002). Dissociation in human prefrontal cortex of affective influences on working memory-related activity. *Proceedings of the National Academy of Sciences*, 99, 1736-1741.

Phelps, E.A. & LeDoux, J.E. (2005). Contributions of the amygdala to emotion processing: From animal models to human behavior. *Neuron*, 48, 175-187.

Quevedo, J., Sant'Anna, M.K., Madruga, M., Lovato, I., de-Paris, F., Kapczinski, F., Izquierdo, I. & Cahill, L. (2003). Differential effects of emotional arousal in short- and long-term memory in healthy adults. *Neurobiology of Learning and Memory*, 79, 132-135.

Ragozzino, M.E., Unick, K.E. & Gold, P.E. (1996). Hippocampal acetylcholine release during memory testing in rats: Augmentation by glucose. *Proc. Natl. Acad. Sci. USA*, 93, 4693-4698.

Reed, J. & Ones, D.S. (2006). The effect of acute aerobic exercise on positive activated affect: A meta-analysis. *Psychology of Sport and Exercise*, 7, 477-514.

Rimmele, U., Domes, G., Mathiak, K. & Hautzinger, M. (2003). Cortisol has different effects on human memory for emotional and neutral stimuli. *Neuroreport: For Rapid Communication of Neuroscience Research*, 14, 2485-2488.

Rinck, M., Glowalla, U. & Schneider, K. (1992). Mood-congruent and mood-incongruent learning. *Memory and Cognition*, 20, 29-39.
Roozendaal, B. (2002). Stress and memory: Opposing effects of glucocorticoids on memory consolidation and memory retrieval. *Neurobiology of Learning and Memory*, 78, 578-595.
Rothkopf, J.S. & Blaney, P.H. (1991). Mood congruent memory: The role of affective focus and gender. *Cognition and Emotion*, 5, 53-64.
Russell, J.A. (1980). A circumplex model of affect. *Journal of Personality and Social Psychology*, 39, 1161-1178.
Rusting, C.L. (1998). Personality, mood, and cognitive processing of emotional information: Three conceptual frameworks. *Psychological Bulletin*, 124, 165-196.
Rusting, C.L. (1999). Interactive effects of personality and mood on emotion-congruent memory and judgment. *Journal of Personality and Social Psychology*, 77, 1073-1086.
Rusting, C.L. & DeHart, T. (2000). Retrieving positive memories to regulate negative mood: Consequences for mood-congruent memory. *Journal of Personality and Social Psychology*, 78, 737-752.
Sandi, C. & Pinelo-Nava, M.T. (2007). Stress and memory: behavioral effects and neurobiological mechanisms. *Neural Plasticity*, 1-20.
Sapolsky, R.M. (2003). Stress and plasticity in the limbic system. *Neurochemical Research*, 28, 1735-1742.
Sara, S.J. & Hars, B. (2006). In memory of consolidation. *Learning & Memory*, 13, 515-521.
Sauro, M.D., Jorgensen, R.S. & Pedlow, C.T. (2003). Stress, glucocorticoids, and memory: A meta-analytic review. *Stress*, 6, 235-245.
Schandry, R. (1981*). Psychophysiologie: Körperliche Indikatoren menschlichen Verhaltens.* München: Urban & Schwarzenberg.
Scherer, K. R. (1993). Neuroscience projections to current debates in emotion psychology. *Cognition and Emotion*, 7, 1-41.
Scherer, K. R. (2000). Psychological models of emotion. In J.C. Borod (Ed.), *The neuropsychology of emotion* (pp. 137-162). Oxford: Oxford University Press.
Schwarzer, R. (2000). *Stress, Angst und Handlungsregulation.* Stuttgart: Kohlhammer.
Seta, C.E., Hayes, N.S. & Seta, J.J. (1994). Mood, memory, and vigilance: the influence of distraction on recall and impression formation. *Personality and Social Psychology Bulletin*, 20, 170- 177.

Smeets, T., Giesbrecht, T., Jelicic, M. & Merckelbach, H. (2007). Context-dependent enhancement of declarative memory performance following acute psychosocial stress. *Biological Psychology*, 76, 116-123.

Smeets, T., Jelicic, M. & Merckelbach, H. (2006). The effect of acute stress on memory depends on word valence. *International Journal of Psychophysiology*, 62, 30-37.

Smith, S.M. & Petty, R.E. (1995). Personality moderators of mood congruency effects on cognition: The role of self-esteem and negative mood regulation. *Journal of Personality and Social Psychology*, 68, 1092-1107.

Steyer, R., Schwenkmezger, P., Notz, P. & Eid, M. (1997). *Der Mehrdimensionale Befindlichkeitsfragebogen (MDBF)*. Göttingen: Hogrefe.

Storbeck, J. & Clore, G.L. (2005). With sadness comes accuracy; with happiness, false memory. Mood and the false memory effect. *Psychological Science*, 16, 785-791.

Thompson, R.F. (2001). *Das Gehirn*. Heidelberg: Spektrum.

Ucros, C.G. (1989). Mood state-dependent memory: A meta-analysis. *Cognition and Emotion*, 3, 139-167.

Vedhara, K., Hyde, J., Gilchrist, I.D., Tytherleigh, M. & Plummer, S. (2000). Acute stress, memory, attention and cortisol. *Psychoneuroendocrinology*, 25, 535-549.

Vossel, G. (1990). *Elektrodermale Labilität. Ein Beitrag der Differentiellen Psychophysiologie*. Göttingen: Hogrefe.

Wager, T.D., Phan, K.L., Liberzon, I. & Taylor, S.F. (2003). Valence, gender, and lateralization of functional brain anatomy in emotion: A meta-analysis of findings from neuroimaging. *NeuroImage*, 19, 513-531.

Watanabe, Y., Gould, E. & McEwen, B.S. (1992). Stress induces atrophy of apical dendrites of hippocampal CA3 pyramidal neurons. *Brain Research*, 588, 341-345.

Wolf, O.T., Schommer, N.C., Hellhammer, D.H., McEwen, B.S. & Kirschbaum, C. (2001). The relationship between stress induced cortisol levels and memory differs between men and women. *Psychoneuroendocrinology*, 26, 711-720.

Zald, D.H. (2003). Review. The human amygdala and the emotional evaluation of sensory stimuli. *Brain Research Reviews*, 41, 88-123.

Abkürzungen

ACTH	Adrenocorticotropes Hormon
ADS	Allgemeine Depressionsskala
AHR	Additional Heart Rate (nicht-metabolische Herzfrequenzerhöhung)
CP-Test	Cold Pressor Test
CRF	Corticotropin Releasing Factor
CRH	Corticotropin Releasing Hormon
EDA	Elektrodermale Aktivität
FMS	Freiburger Monitoring System
FPI-R	Freiburger Persönlichkeitsinventar-Revision
HPA-Achse	Hypothalamus-Hypophysen-Nebennierenrinden-Achse
HR	Herzrate, Herzfrequenz
LTP	Langzeitpotenzierung
MDBF	Mehrdimensionaler Befindlichkeitsfragebogen
nAHR	Epoche ohne Vorliegen einer Additional Heart Rate
NS.SCR	Non-specific skin conductance reaction (unspezifische Hautleitwertreaktion)
SCR	Skin conductance reaction (phasische Hautleitwert-Reaktion)
T1, T2, T3	Erster, zweiter bzw. dritter Untersuchungszeitpunkt
TSST	Trier Social Stress Test

PSYCHOPHYSIOLOGIE IN LABOR UND FELD

Herausgeber: Michael Myrtek und Jochen Fahrenberg

- Band 1 Michael Marwitz: Psychophysiologische Aspekte der normotonen und der labil-hypertonen Blutdruckregulation. 1997.
- Band 2 Beatrice Cadalbert: Die Psychophysiologie des niedrigen Blutdrucks: Kreislaufregulation, Lebensgewohnheiten und Beschwerden. 1997.
- Band 3 Christoph Klein: The Post-Imperative Negative Variation in Schizophrenic Patients and Healthy Subjects. 1997.
- Band 4 Daniel Lacher: Partnerschaft im Test. Psychologische und physiologische Untersuchungen an Paaren. 1997.
- Band 5 Gertraud Kinne: Interaktives Monitoring von Myokardischämie. Psychophysiologische Zusammenhänge von Ischämie und Angina pectoris im Alltag von Koronarpatienten. 1997.
- Band 6 Tanos Freiha: Sakkadische Augenbewegungen und Lidschläge bei cortikalen Läsionen. Die Neuropsychologie von Augenbewegungen – Vergleich von oculomotorischen Parametern bei Patienten mit cortikalen Läsionen mit Vorschulkindern, alten Menschen und einer Gruppe von Studenten. 1998.
- Band 7 Andreas Hinz: Stabilität, Konsistenz, Kovariation und Spezifität in der Psychophysiologie. 1999.
- Band 8 Cornelia Anna Pauls: Emotion und Persönlichkeit. 1999.
- Band 9 Michael Myrtek / Friedrich Foerster / Georg Brügner (†): Freiburger Monitoring System (FMS). Ein Daten-Aufnahme- und Auswertungs-System für Untersuchungen im Alltag – Emotionale Beanspruchung, Körperlage, Bewegung, EKG – Subjektives Befinden – Verhalten. 2001.
- Band 10 Christian Stiglmayr: Spannung und Dissoziation bei der Borderline-Persönlichkeitsstörung. 2003.
- Band 11 Thomas Kubiak: Entwicklung und erste empirische Überprüfung eines stationären Interventionskonzepts zur Behandlung von Typ 1 Diabetikern mit Hypoglykämieproblemen. 2003.
- Band 12 Wilfried E. Dieterle: Psychophysiologische Untersuchungen zum Placeboeffekt. 2004.
- Band 13 Ulrich W. Ebner: Ambulantes psychophysiologisches Monitoring in der psychiatrischen Forschung. Eine Untersuchung der Borderline-Persönlichkeitsstörung. 2004.
- Band 14 Jochen Fahrenberg / Michael Myrtek: Psychophysiologie in Labor, Klinik und Alltag. 40 Jahre Projektarbeit der Freiburger Forschungsgruppe Psychophysiologie. Kommentare und Neue Perspektiven. 2005.
- Band 15 Ulrich W. Ebner-Priemer (Hrsg.): Ambulantes psychophysiologisches Monitoring – neue Perspektiven und Anwendungen. 2006.
- Band 16 Simone N. Löffler / Martin Peper: Emotionen, Lernen und Gedächtnis im Lebensalltag. Interaktives psychophysiologisches Monitoring in Labor und Feld. 2010.

www.peterlang.de